现代医院运营与质量管理

XIANDAI YIYUAN YUNYING YU
ZHILIANG GUANLI

主编 吴晓华 谢 梅 王秀云 孙 琳

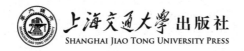
上海交通大学出版社
SHANGHAI JIAO TONG UNIVERSITY PRESS

内容提要

本书基于现代医院管理的系统性、科学性、前沿性和实务性要求，从当代医院实际和需求出发，针对当前医院管理的重点问题和难点问题，系统介绍了现代医院管理规范，具体包括医院管理与医院信息化、病案质量管理、医院财务管理等工作的流程和主要内容。本书适合各级医疗卫生机构一线管理者和实践者参考，也适合医院管理或卫生管理类在校学生使用。

图书在版编目（CIP）数据

现代医院运营与质量管理 / 吴晓华等主编. --上海：
上海交通大学出版社，2023.10
　　ISBN 978-7-313-29119-6

　　Ⅰ．①现… Ⅱ．①吴… Ⅲ．①医院—运营管理—研究
—中国 Ⅳ．①R197.322

　　中国国家版本馆CIP数据核字（2023）第134597号

现代医院运营与质量管理
XIANDAI YIYUAN YUNYING YU ZHILIANG GUANLI

主　　编：吴晓华　谢　梅　王秀云　孙　琳
出版发行：上海交通大学出版社　　　　　地　　址：上海市番禺路951号
邮政编码：200030　　　　　　　　　　电　　话：021-64071208
印　　制：广东虎彩云印刷有限公司
开　　本：710mm×1000mm　1/16　　　经　　销：全国新华书店
字　　数：208千字　　　　　　　　　　印　　张：12
版　　次：2023年10月第1版　　　　　　插　　页：2
书　　号：ISBN 978-7-313-29119-6　　　印　　次：2023年10月第1次印刷
定　　价：198.00元

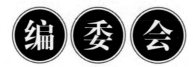

编 委 会

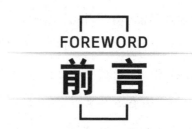

FOREWORD

前 言

　　管理是人类与生俱来的行为,无论在什么情况下,只要有需求和供给行为的存在,就需要管理。管理可以使潜在生产力变为现实生产力,可以有效地组织社会化大生产,可以影响或制约生产力总体能力的发挥,还可以提高经济效益,高效率地实现组织目标。管理渗透于我们生活中的每个角落,在当前政治、经济、文化快速发展的时代,医院作为现代社会发展的重要组成部分,其发展同样离不开管理。

　　医院管理学作为管理学的一个分支学科,已经发展得较为完备并形成了一种比较完善的学科体系,其研究的内容也随着该学科的不断发展而与时俱进。医院管理是指在一定的环境或条件下,运用一定的管理职能和手段,通过有效地分配组织资源,包括人、财、物、信息,对医院的运作过程进行指挥和控制,为达到医院所计划的目标所实施的过程。医院管理就是要有效地协调医院内部的各种关系并寻找医院运作效率的最大化,让医院始终处于一种良性循环之中,通过各种规章制度,在医院建立一种良好秩序,保证医院完整、顺利地运转。如何加快现代化医院管理进程,提高医院运营效率,是医院管理者应该高度重视的问题。鉴于此,编者编写了《现代医院运营与质量管理》一书。

　　本书基于现代医院管理的系统性、科学性、前沿性和实务性要求,从当代医院实际和需求出发,针对当前医院管理的重点问题和难点问题,系统介绍了现代医院管理规范,具体包括医院管理与医院信息化、病案质量管理、医院财务管理等工作的流程和主要内容。本书从理论的高度进行研究,从实践的需求展开指导,定位明确、观点新颖、内容丰富,同时展示了我国医院管理的发展前沿与方向,适合各级医疗卫生机构一线管理者和实践者参考,也适合医院管理或卫生管理类在校学生使用。

由于编者水平有限,加上时间仓促,书中难免有疏漏和不妥之处,敬请广大读者批评与指正,以便再版时修正。

《现代医院运营与质量管理》编委会

2023 年 1 月

CONTENTS
目 录

第一章　医院管理与医院信息化

第一节　医院管理变革与医院信息化

一、医院管理变革及对医院信息化的影响

医院管理变革的动力来自医院运营的外部因素和内部因素。随着国家政治、经济的快速发展,人们对医疗卫生服务的要求不断提高,"看病贵、看病难"成为政府迫切需要解决的重要民生问题。医改已经成为一项政治任务,尤其是公立医院改革,将给医院管理和医院信息化带来重大变革。国家出台的医改方案,在构建农村三级卫生服务网络和社区卫生服务、合理调整医疗资源均衡、理顺医药卫生行政管理体制、完善医疗保险体系等方面作出重大调整。

(一)以上的改革措施对医院管理产生的影响

以上的改革措施主要意义在于惠民、利民,同时将在几个方面对医院管理产生强烈的影响。

(1)政府加强医疗投入、大规模启动新农合、国民经济快速发展可能使医疗总费用快速上升,医疗市场进一步扩大,是医院经营的"利好"因素。

(2)政府可能强化对医院的行政干预,有可能限制医院自主管理/经营的权利,从而影响管理的执行力。

(3)医院财务有可能实行收支两条线,可能限制医院奖金发放的数量,从而影响医院管理的激励机制。

(4)发展社区服务将分流医院患者数量,影响医院工作量和收入,从而影响医院经营投入和职工收入。

(5)整顿药品市场、医药分家等药品管理政策可能进一步限制医院在药品方

面的盈利。

(6)很多地区医保部门积极尝试推行基于按病种付费(diagnosis related groups,DRGs)的医保付费制度改革,将对医院管理模式、方法、流程等产生重大影响,医院经营管理思路将产生重大变化。

在这种大的形势下,医院管理将承受来自外部的巨大压力,强迫医院管理适应新的形势,积极进行内部的管理变革。否则,医院将无法生存和发展。

医院管理变革主要包括组织与制度创新、战略与决策创新、管理模式与方法创新、企业文化与观念创新等。

(二)面对内外压力,医院管理可能凸显的问题和可能的应对措施

(1)医改限制了医院收入,医院经营和发展的经费筹集问题更突出。医院将进一步强化管理,积极使用有效的、新的管理方法应对挑战,增收节支、提高工作效率,并积极争取政府的财政支持。

(2)医院将积极参与社区服务和新农合工作,以便吸引患者,增加收入。

(3)基于DRGs的医保付费制度将会影响医院在先进医疗仪器方面投入的积极性,影响医疗质量的进一步提高。同时,DRGs将使医院无法通过"过度服务"盈利,只能通过提高效率、降低成本盈利,针对DRGs实施,医院必须有一整套应对措施,控制医疗费用、提高医疗效率、适当提高医疗质量、防止医疗差错和事故发生。

(4)由于管理和经济方面的约束,医院通过提高工作条件和待遇吸引人才和留住人才的工作将受到限制。为了取得竞争优势,医院将使用多种方法进一步加强人才队伍的建设。

(5)收费政策激励和医院经费紧张可能会影响医疗科研工作,进而影响长远的、高层次医疗服务的质量,而这些正是医院知名度和影响力的关键。

(三)医院管理变革对信息化可能的影响

(1)为了进一步加强医院管理,医院更加重视使用信息化的手段、增加信息化的投入、加强管理方面的配合。

(2)由于医院经营方面的压力,医院将会积极使用信息系统控制费用、提高效率、控制质量。尤其是针对DRGs的费用管理将成为重点。

(3)信息化工作者将进一步参与到医院高层管理决策的过程中。

(4)医院会积极支持与医保和社区医疗信息系统的互联互通和双向转诊。

(5)医疗集团的发展需要建设更大规模的信息系统。

（6）由于信息化受到重视和理解，信息化人才将得到重视，待遇和工作条件将有所改善。

（7）由于实施DRGs使医院财政吃紧，可能影响医院对信息化的投入，尤其在临床信息系统方面的大规模投入。

（8）随着临床信息系统的发展，医院科研中的信息化应用将进一步得到加强。

二、信息化是支持医院管理创新最有力的工具

管理创新与信息化的关系相辅相成，管理创新需要以信息化为支撑，信息化推动着管理创新走向深入。而信息化的实施则需要以管理创新为基础，管理创新推动着医院信息化的实施与应用。

信息化可以在管理创新的各个方面发挥作用。

(一)在组织与制度创新方面

信息化可以支持组织结构的扁平化，提高组织的效率。计算机化的流程将制度固化在系统中，能够有效地保证执行力。通过计算机化的绩效考评，可以进一步提高工作效率和质量。

(二)在战略与决策创新方面

建设好的信息系统能够保证医院的策略目标很好地与战略目标结合。大量真实的数据可以保证决策的科学性和及时性。通过信息系统，可以保证战略决策的目标真实迅速地落实。

(三)在管理模式与方法创新方面

信息化能够充分发挥对流程的强制支持作用，支持实现流程再造等先进的管理模式和方法。反过来说，先进的管理模式和方法必须利用信息化的手段实现。

(四)在企业文化与观念创新方面

信息化虽然很少直接发挥作用，但通过管理创新等其他方面的工作，可以促使医院文化和观念的重建。而医院文化和观念的重建，是支持管理创新的重要基础。

信息化促进竞争市场的改变，将由单个医院的竞争变为整个产业链的竞争，促使处于产业链中的医疗机构不得不进行管理创新。如促进医疗集团的发展，充分利用各种资源，提高竞争力；通过建设区域卫生信息系统，在更大范围内优

化医疗资源,改善医疗服务,提高医疗效率,降低医疗费用。

信息化与管理创新这种相辅相成的关系,促使管理者和信息化工作者越来越紧密的结合。管理者需要更多学习信息化知识,信息化工作者需要更多学习管理学知识,两者共同合作完成信息系统支持下的管理创新。

三、目前国内存在的问题和解决建议

(一)缺乏医院管理创新的研究导致信息化没有持续发展的方向和动力

医院管理创新的能力是医院信息化的动力。一般情况是管理优秀的医院,信息化也比较好,而管理较差的医院,信息化一定不会好。这种创新包括两个方面:一个是管理本身的创新,一个是管理与信息化结合的创新,但前者是问题的关键。医院信息化的真正出路在于医院管理创新。因而,在抓信息化的过程中,各级主管部门应该花大气力抓医院的管理创新。

(二)医院管理者主动学习和参与信息化建设不够

目前国内的一般情况是,医院管理者尤其是医院中层管理人员还缺乏主动学习信息化的积极性。这也是历史原因造成的,我国医院在计划经济时代,医院管理研究和实践十分薄弱,中层管理人员更多的工作是应付眼前问题的被动式管理,医院主要靠惯性自动运行。在美国的医院信息化会议上,能够有近一半的参会人员是非信息化专业人员,其中包括政府官员、管理人员,甚至很多临床医护人员参加,这就是我们与发达国家的差距。在信息化管理方法研究中,有一个信息化管理先进性的指标,就是企业是否有多于50%的管理者能够准确描述信息化的管理(不是信息化技术),这是信息化成功的重要基础。各级主管部门在推动信息化的过程中,应该提供典型引路,抓好学习与培训,尤其是管理干部的信息化培训。不是教管理干部 IT 技术,而是培训医院、部门信息化的内容和管理方法。

(三)管理部门与信息化实施部门的分工不够明确

目前,信息化部门承担了过多的责任,尤其是信息化过程发生问题的时候,要承担大量相应的管理部门应该承担的责任。如收费部门发生经济犯罪,大多数人都会将其归咎于信息系统,其实这类问题更多的是管理制度的问题。由于信息化是管理和技术高度结合的应用,导致非专业人员很难分析其中的问题所在,容易将其归咎于信息系统。要解决这类问题,只有管理和信息化部门共同努力,深入研究,分工合作才能够解决,尤其是管理部门充分认识在每一个信息化

项目中自己应该承担的角色和责任。只有各级领导真正认识了信息化过程中的这种合作中的分工，才能够管好信息化。

(四)信息化过程中的执行力不够

国有企业缺乏执行力是一个比较普遍的问题,医院尤其如此,近年来虽有所改善,但与优秀企业比较还有很大差距,这直接导致了信息化的实施困难。解决这类问题,还需要从强化管理入手。

(五)信息化主管部门主动学习和参与管理不够

这里有主观和客观两个方面的原因。医院要给信息化足够的地位,使其能够真正参与到医院高层管理的决策过程之中,并加强对信息化人员的培训。

(六)信息化主管部门专业水平不够

不能满足各级管理部门的需求:管理和技术是信息化的两只手,如果"一手软、一手硬",不管软的是哪个方面,都会直接导致信息化的滞后。总体看,我国医疗卫生信息化的技术力量十分薄弱。目前,国内还没有将医学信息学列为一个学科,没有一个完整的研究生体系来支撑医学信息学的研究工作,没有专项的科研基金支持医学信息学的研究,使得医疗卫生信息化更多的是模仿或自我尝试。虽然我国的医院和患者数量最多,但我们的研究甚至落后于东南亚的一些国家。这种问题的结果就是巨大的人力、物力的浪费。在这种情况下,除了行业内从业人员的努力外,我们的政府和研究机构应该在资金、组织、引导、培训等方面充分发挥更大的作用,帮助医院练好内功。

(七)管理部门之间、管理与信息化部门之间缺乏协作精神

信息化是考验多部门协作的"试金石",它在医院各类工作中是最需要协作精神的。由于信息化的难度和不成熟的特点,各个参与方的责、权、利比较难于规定清楚。信息化往往会损害某些部门的利益,这是对协作精神的考验,信息化的失败原因往往在此。在信息化的流程设计中,要尽量兼顾各个部门的利益,另外,还需要执行力作保障,否则就会陷入无休止的争论之中。在管理这种复杂和多部门合作的项目中,上级领导完全分清成败的责任是不可能的,也没有必要,可以采用重复计算绩效指标的方法,使承担项目的管理和技术双方部门共同承担"功/过",以激励双方加强合作,共同解决问题。

第二节 医院质量管理与医院信息化

一、质量管理的基本概念和方法简介

PDCA 循环又叫戴明环,是美国质量管理专家戴明博士首先提出的,它是全面质量管理所应遵循的科学程序。全面质量管理活动的全部过程,就是质量计划的制订和组织实现的过程,这个过程就是按照PDCA循环,不停顿地周而复始地运转的。

PDCA 是 plan(计划)、do(执行)、check(检查)和 action(处理)的第一个字母,PDCA 循环就是按照这样的顺序进行质量管理,并且循环不止地进行下去的科学程序。

管理循环是全面质量管理最基本的工作程序,即计划-执行-检查-处理(plan、do、check、action)。这是美国统计学家戴明(W.E.Deming)发明的,因此也称为戴明循环。这 4 个阶段大体可分为 8 个步骤。

QC 小组是在生产或工作岗位上从事各种劳动的职工,围绕企业的经营战略、方针目标和现场存在的问题,以改进质量、降低消耗,提高人的素质和经济效益为目的组织起来,运用质量管理的理论和方法开展活动的小组。QC 小组是企业中群众性质量管理活动的一种有效组织形式,是职工参加企业民主管理的经验同现代科学管理方法相结合的产物。

全面质量管理是 20 世纪 60 年代初美国的菲根鲍姆首先提出来的。所谓全面质量管理,就是运用系统的观点和方法,把企业各部门、各环节的质量管理活动都纳入统一的质量管理系统,形成一个完整的质量管理体系。

全面质量管理是一种预先控制和全面控制制度。它的主要特点就在于"全"字,它包含 3 层含义:①管理的对象是全面的;②管理的范围是全面的;③参加管理的人员是全面的。

ISO9000 质量管理体系:一套标准的质量管理体系,在国际企业界广泛应用。目前,国内也有一些医院通过了 ISO9000 认证。

六西格玛质量管理方法:六西格玛法聚焦于企业的流程控制,严格将标准偏差值控制在六西格玛之内,即每一百万件产品中只有 3～4 件次品。由于六西格玛对质量要求极其严格,用于大规模生产领域较多,在医院中应用还不是十分普遍。

二、医院质量管理

（一）医院质量管理概述

国际标准化组织对质量的定义：产品或服务所固有的一组符合现实或潜在需要的特征和特性的总和。

美国技术评估办公室 1988 年提出：医疗服务质量是指利用医学即知识和技术，在现有条件下，医疗服务过程增加患者期望结果和减少非期望结果的程度。

美国国家医学会对卫生服务质量的定义：在目前的专业技术水平下，对个人和社会提供卫生服务时，所能够达到的尽可能理想的健康产出的程度。

上述这些概念虽然表述不同，但都反映了医疗服务质量概念的关键，即医疗服务从"提供者导向"向"服务对象导向"的转变。由于医疗服务技术含量较高，医疗服务的技术因素常常被极大地放大，而医疗服务过程中的人性化关怀却被相当程度地忽略了。实际上，现代医学正从实验医学时代的"生物医学"模式向着整体医学时代的"生物-心理-社会"医学的模式转变。

医疗服务特点：医疗服务与有形产品和一般服务不同，具有其独特性。

第一，服务的共性特点决定了医疗服务质量的特殊性，由于服务具有无形性，服务的提供和消费具有同步性，而且医疗服务对象个性化程度高，这些特点决定了医疗机构难以制订明确的质量标准来衡量医疗服务质量。

第二，医疗服务专业性强以及医疗服务供给方具主导的特点，一般医疗服务消费者缺乏足够的知识和经验，对医疗服务的产出质量很难进行准确、客观的评价。

医疗质量的要素包括：①技术要素；②人际关系要素；③环境舒适性要素。

美国医疗质量管理之父多那比第安认为，医疗质量由结构-过程-结果三维内涵组成。

（1）结构：主要指医疗实施中的场所，包括人员、空间、经费、服务的组织、仪器设备等。

（2）过程：主要指医疗实施中对患者进行的活动，包括患者的求医过程和医师的诊疗过程。

（3）结果：主要指患者接受医疗服务的结果。

因而，医疗质量的完整概念不仅涵盖了以往狭义的范围：如诊断是否正确、全面、及时；治疗是否有效、及时、彻底；疗程是长是短；有无因院内感染或医疗失误等原因给患者造成不应有的损伤、危害和痛苦等诊疗质量外,而且包含了其广义的内容:工作效率、医疗费用是否合理、医疗技术投入-产出关系、医疗的连续性和系统性、社会对医院整体服务功能评价的满意程度等指标。

按照医疗质量的三维内涵:医疗质量管理包括结构质量管理、环节质量管理、终末质量管理。按照管理层面的不同,又可分为以医院为单位的宏观管理和针对医院内部结构及院内各个环节所进行的微观管理。医疗质量管理当今所开展的工作主要是建立质量管理体系、制订质量管理制度、进行质量教育、开展质量监测、评估和反馈。

(二)质量改进的具体内容

(1)搜集信息:信息是质量改进的基础和源泉。从各方面的检查、考核、评审的结果,患者满意度调查,差错事故及患者的抱怨中获得信息,为质量改进提出课题。

(2)水平对比(标杆学习):这是最具有挑战性的质量改进方法。也就是说,与具有最佳业绩的或顶尖级的对手对比,找出自己的差距。水平对比包括内部水平对比、竞争水平对比、行业水平对比、职业水平对比、过程水平对比。凡是国内外顶尖级的组织,无不应用水平对比的方法使自己处于领先地位。可以说,水平对比最具有促进持续质量改进的动力。

(3)运用适合本行业特点和需要的质量改进技术,如戴明循环、行业流程重组、风险管理和医疗缺陷管理等。

(4)医疗需求评估与循证医学:这是近年来国际上十分重视的两大举措,认为这是做好医疗服务的基础。它们共同的特点都是重视调查研究,高质量地收集资料,得到准确的数据,对研究资料作出分析评价,在此基础上作出决策。这两种方法在持续质量改进时,应予以重视。

(5)临床路径:就是不断改进、优化治疗方案,以达到提高效益、降低成本的一种方法,这应该是医师参与质量改进的主要途径。

(6)整体护理:是通过护理程序,即对患者评估、诊断、计划、实施、评价、改进来进行的,这既是整体护理模式,也是持续质量改进的模式。

(7)统计技术:是质量管理的有力工具,是促进持续质量改进的有力武器。应用统计分析能帮助我们更好地识别变异的性质、程度和产生变异的原因,从而帮助决策,采取有针对性的改进和预防措施,掌握和运用统计技术是质量改进必不可少的。

三、国内外医疗质量管理的现状与进展

国际上对医院管理评价的重点在于医疗质量管理和评价，这是患者、政府最为关心的问题。在市场经济环境下，医院经营的效益由医院管理者负责，正像一个公司经营的好坏由企业自己负责一样，消费者和政府主要关心产品的质量和价格。

（一）美国的医疗质量管理及评价方法

美国是世界上最早开展医疗机构评审的国家。其评估的指导思想是以医院质量与安全及其持续改进为核心，强调尊重患者与家属的权利，提供周到和优质服务，规范医院的管理。美国的四大主流医疗服务评价体系如下。

1.美国最佳医院评价体系

每年各医院上报数据，若缺少当年数据则用前两年的平均值替代。其评价指标和方法如下。

医院的筛选：入选最佳医院必须符合以下 3 个条件之一。①教学医院理事会成员；②医学院校附属医院；③至少具备 19 项特殊医学检查服务技术中的 9 项。19 项特殊医学检查服务技术为血管成形术、心导管插入术、心脏重症监护病房、CT 检查、同位素诊断装置、乳腺 X 线检查、体外冲击波治疗装置、磁共振、外科重症监护、新生儿监护、肿瘤服务、开放心脏手术、儿科重症监护、PET、生殖健康、SPECT、移植服务、超声、X 线。

评价指标包括：①基础建设指标；②过程指标；③结果指标。

用医院质量指数进行综合评价。

2.美国百佳医院评价体系

美国百佳医院评价体系是由美国 Solucient 公司根据医院规模和教学功能分组进行评价。数据来源于美国医保局和 Solucient 公司。评价指标和方法如下。

医院的筛选和分组：入选医院按规模分为 5 组。①大型教学医院组；②教学医院组；③大型社区医院组；④中型社区医院组；⑤小型社区医院组。

评价指标包括：①风险调整死亡率指数；②风险调整并发症指数；③病情严重度调整平均住院日；④地区收入和病例组合调整的均次医疗费用；⑤利润率；⑥门诊收入比例；⑦总资产周转率；⑧病种比例。

各指标的综合评价：用调整后均次医疗费用、利润率、门诊收入比例、总资产周转率这 4 项指标计算四分位间距来定义边缘值，4 项指标中有一项处在边缘

值内,则该医院被排除百佳医院评选。将不同规模组内所入选的医院按照每项指标分别进行排名;前7个指标的权重是相等的,病种比例的权重为前7个指标的一半;将8项指标各医院排序结果与权重的积相加,根据结果选出前20家医院共同组成该年度最佳医院。

3.国际医疗质量体系

国际医疗质量体系(International Quality Indicator Project,IQIP),1985年开始在美国的马里兰医院协会使用以来,一直作为美国的医院质量管理的指标体系。世界上已经有将近10个国家、300个医疗机构正在使用IQIP来收集、分析、比较和管理医疗数据。

IQIP共有250个经过科学验证的有效指标,分布在4个临床范畴:急性病治疗、慢性病治疗、精神病康复治疗、家庭保健。不同医疗机构的使用者可根据自己的需要选用指标,并将其作为自身质量评价与改进的工具。使用者还可以通过互联网实现经验、资料共享,将自身的质量监控结果与国际上其他同类医疗机构进行横向对比。当今世界对医院质量监控的重点已从原来的重"结构"转到重"结果",IQIP正是目前世界上应用最广泛的一个医疗结果性监控指标系统。

4.美国医疗机构评审联合委员会

美国医疗机构评审联合委员会(Review the Joint Committee on Medical Institutions in the United States,JCAHO)是一个独立于政府的非营利性私立组织。在医院医疗质量监测和促进方面,它享有极高的信誉。JCAHO建立的标准被认为高出政府允许医疗机构一般开业的最低限定,它的评审结论被联邦和州政府一致接受。如果一个医院能够得到它的认证并且得到较高的分数,即为达到国家标准且是能够提供高质量医疗服务的象征。因此,各类医院把获得JCAHO认证作为吸引保险公司和患者的主要宣传内容。目前全美约84%的医疗机构自愿接受JCAHO评审,这些机构包括医院、疗养院、精神病院、门诊外科中心、急诊室、私人医师办公室、社区康复中心、临终医院及家庭健康机构等。被评审的医院95家超过200张床位。凡被该机构审查合格的医疗机构则有资格获得政府保险项目(Medicare和Medicaid)的资金补偿。JCAHO的评审审核过程由一个专家组通过现场调查来完成。专家组由医师、管理人员、护士、临床技师各1名及其他专业人员组成,同一所医疗机构每3年还需接受复审。

国际医疗卫生机构认证联合委员会(Joint Commission on Accreditation of Healthcare Organizations,JCI)是JCAHO对美国以外的医疗机构进行认证的附属机构,由医疗、护理、行政管理和公共政策等方面的国际专家组成,他们分别来自西欧、中东、拉丁美洲及中美洲、亚太地区、北美、中欧、东欧以及非洲。目前JCI已经给世界40多个国家的公立、私立医疗卫生机构和政府部门进行了指导和评审,13个国家(包括中国)的78个医疗机构通过了国际JCI认证。JCI标准是全世界公认的医疗服务标准,代表了医院服务和医院管理的最高水平,也是世界卫生组织认可的认证模式。

JCI认证的核心是医疗质量与医疗安全,医疗流程持续改进成为管理重心,JCI标准中有368个标准(200个核心标准,168个非核心标准)、1 035个衡量要素,其中仅医疗方面的核心指标就有198项。它的认证方法和思想和ISO9000"质量管理与质量保证"系列标准的方法和思想差不多,归纳起来具有如下重要的观点和思想:系统性、计划性、过程管理、持续改进和标准化。

(二)其他国家医疗质量管理及评价方法

1.德国医疗质量监管体系

德国非常重视以成文法的方式推动医疗质量监管的发展,这一点与其他国家有着很大的区别。在医疗质量监管主体方面,医疗职业共同体发挥着较大的作用。目前,德国试图整合各利益相关方的力量和优势,建立联邦联合委员会这样相对集中的监管平台。在医疗服务准入方面,德国大力推行各种认证制度;在卫生技术监管方面,加强了卫生技术评估的研究和推广;在医疗服务评价方面力图建立可用于不同医院之间相互比较的医院质量监管指标体系;在医疗差错预防方面,则主要致力于建立基于互联网的非惩罚性的医疗差错匿名报告与讨论平台。

德国与医疗质量监管有关的组织主要包括地方医师协会、联邦医师协会、国家法定医疗保险医师协会、德意志医疗质量署、联邦质量确保办公室、联邦联合委员会、质量与效率研究所。

由于德国实行的是社会医疗保险体制,从法律的角度而言,疾病基金与医疗机构之间是一种医疗服务买卖合同关系。疾病基金作为医疗服务的买方根据其与医疗机构之间签订的医疗保险合同,也根据《德国社会法典》中的相关规定,有权对缔约医疗机构所提供医疗服务的质量进行监管。这就意味着疾病基金是医疗服务质量的"天然监管者"。需要指出的是,由于德国医疗费用绝大部分都是通过用社会医疗保险的方式筹集,因此,疾病基金是医疗服务的最主要的买家。这就决定了疾病基金对医院的影响是非常大的,这种影响同样也表现在医疗服务的质量上。

我国医保是国家统筹,覆盖绝大多数人口,拥有绝对的权力,应该向德国学习,充分发挥其医疗质量监管职能。患者与医疗机构之间医疗质量和费用的博弈是市场机制使然。单个的患者没有能力与之对抗,只有力量对等的利益群体相互博弈,才能够达到质量、费用的相对合理。由于医疗信息的不对称性,只有医保部门才有能力代表患者全体利益,与医疗机构博弈。

2.澳大利亚医疗质量管理体系

澳大利亚联邦和州政府为使卫生系统达到所设定的质量管理目标,建立质量管理体系,实施系统的质量管理标准,采取了一系列评价、监测和改进

卫生系统医疗质量的措施,努力改善卫生系统绩效,保证澳大利亚人享有优质、高效、安全、公平、可及的医疗卫生服务。

在澳大利亚卫生质量管理方面,公众责任、管理效能、质量保证以及关注成本效益已成为管理的重点,其先进经验和成功模式值得我国医疗质量管理体系所借鉴:①澳大利亚各州建立一系列科学、合理的质量管理标准和评价方法,并注重各项指标的细化和改善。②医疗卫生服务机构的认证和质量评估是由来自社会各方面的非官方组织来完成,该组织具有对医疗机构的认证资格并负责监督医疗服务质量。③对医疗服务的供方和需方都给予同等的关注,注重医疗服务消费者的意见,强调医疗服务的安全性和有效性,鼓励消费者参与医疗质量的促进以及医疗卫生服务规划的制订。④信息系统的广泛应用为决策的科学化及管理现代化提供了广阔的前景,澳大利亚各级卫生行政管理机构的信息网络、医院的电脑系统使医院管理者及时获取各类医疗卫生服务信息。

(三)我国医疗质量管理及评价方法

1.国内医院分级评审

我国为了规范化管理医院,于1989年开展了医院分级管理,发布了《综合医院分级管理标准(试行草案)》。到1998年,共评审医院17 708所,其中三级医院558所、二级医院3 100所、一级医院14 050所,占1998年底我国医院总数的26.4%,是世界上评审医院数目最多的国家。由于当时的评价标准颇受争议,原卫生部暂停了评审工作。

从1999年开始,原卫生部委托中华医院管理学会开展医院评价指标体系的研究,并在一些地区试点。2005年,原卫生部颁布《医院管理评价指南(试行)》。2008年,原卫生部又下发《医院管理评价指南(2008版)》,对2005版进行了修订和完善。2009年11月原卫生部颁布《综合医院评价标准(修订稿)》和《综合医院评价标准实施细则(征求意见稿)》,制订了详细的医院评价标准及其他一系列有关医疗质量的规范性文件。目前,各地医疗管理机构正在积极落实。

2.其他医院评价工作

为了进一步提高医院管理水平,提高医院知名度,国内一些医院积极参加国际管理质量认证评审。如 JCI 认证、ISO9000 认证、六西格玛认证等,其中参加 JCI 认证的医院较多,目前已有6家医院通过认证。国内还有一些医院参加英国、德国、日本等国家相关机构的认证。一些医院希望吸引国外患者就医,需要通过国外不同医疗保险公司指定的认证机构的认证。

我国医改进入公立医院改革的攻坚阶段。为了解决"看病贵、看病难"问题,需要有效控制医疗费用的过快增长,严格控制费用最容易产生的不良反应就是医疗质量的降低。因而,原卫生部积极组织医疗质量医院内部监管和外部监管的方法研究。原卫生部医院管理研究所受医政司的委托,开展了"中国医院医疗质量指标评价体系(Chinese Medical Quality Indicator System,CHQIS)"的研究。CHQIS 基于医疗质量结果的评价、国际比较性原则、实用性原则、可比性和可操作性相结合的原则,通过住院死亡相关、非计划重返相关、不良事件相关三大类 11 个 1 级指标和 33 个 2 级指标,构成医疗质量评价指标体系。目前 CHQIS 有单项指标 730 个,复合指标 4 610 个。医管所还开展了医疗质量监管体系、医院绩效评价指标体系等方面的研究。

3.临床路径、临床指南、单病种质量控制指标

临床路径是一组人员共同针对某一病种的治疗、护理、康复、检测等所制订的一个最适当的,能够被大部分患者所接受的照护计划,是既能降低单病种平均住院日和医疗费用,又能达到预期治疗效果的诊疗标准。与传统管理模式相比,在提高医疗护理质量的同时,还提高了团队协作,增加了患者本人的参与,使医疗护理更加合理化、人性化,是目前许多发达国家普遍使用的医疗工具。

20 世纪 80 年代后期,美国政府为了遏制医疗费用不合理增长,提高卫生资源利用率,医疗保险支付由传统的后付制改为 DRGs。医院出于自身效益考虑,将临床路径应用于护理管理,作为缩短住院日的手段。1985 年美国新英格兰医疗中心率先实施临床路径,并证实成功降低了高涨的医疗费用。临床路径由此受到美国医学界的重视并不断发展,逐渐成为既能贯彻医院质量管理标准,又能节约资源的医疗标准化模式。

为了配合医改和公立医院改革,原卫生部组织制订了临床主要疾病的标准临床路径,并在全国开展了大规模的临床路径应用试点研究工作,取得了良好的效果。

临床路径应用必须依赖信息系统的支持,国内积极开展了临床路径系统的

研究、开发和应用工作,将临床路径嵌入医嘱系统强制临床执行。

临床指南是基于临床循证医学知识编写,用于指导临床诊疗过程的文档。临床指南一般都是由专业领域权威专家组织编写,尽可能全面地包括最新的临床研究成果,并定期修订内容。为了便于应用,国外编写了多种版本的临床指南系统,并嵌入电子病历和临床系统直接应用。发达国家著名的电子病历系统均提供临床指南支持功能。

电子病历嵌入的临床指南大多以文本方式展现,提供关键字检索。一些专家尝试以标准化规则的方式表达临床指南知识,使临床指南具有机器决策支持和可交换/可继承功能。由于临床医学中,具有循证医学金标准的知识很少,模棱两可的知识很容易用文字表达,但无法写成规则,计算机对模棱两可的知识无法推理。因此,该方向研究进展缓慢。

自 2009 年,原卫生部先后发布两批单病种质量控制指标,这是研究医院医疗质量内部监管和外部监管的重要依据。美国医疗保险和医疗补助服务中心在医疗质量控制基础上,通过经济激励措施,提高了医院服务质量 11%,十分值得借鉴。

目前,国内对临床路径、临床指南、DRGs、临床质量管理之间的关系有些混乱。临床指南是指导临床高质量、规范化工作的重要工具。临床路径应该基于临床指南编写,不能违背其原则,主要解决质量和效益之间的矛盾,寻找最佳平衡点,这也能体现出医院的医疗和管理水平。美国医院主要使用临床路径控制医疗费用,是"对付"DRGs 付费制度的工具。各医院条件不同,医疗技术水平不同,临床路径和使用方法也不尽相同。政府和保险公司主要关心医疗质量和费用,鼓励医院通过竞争实现优胜劣汰,也调动了医院的积极性。美国的管理方法:政府相关机构网站公布各医院通过第三方评审机构认证情况,供患者就医选择,以实现医疗质量监管,医疗费用则通过 DRGs 付费制度控制。这种方法十分值得我们借鉴。我们的改革经常在放任自流的市场经济管理方式和严格的计划经济管理方式之间摇摆,很难摆正政府与市场之间的关系。这里有"无知"的因素,也有借机揽权的因素,可见改革任重道远。

四、医院质量管理与医院信息化

(一)简介

医院质量管理涉及医院管理的各个环节,尤其是面向临床的各个部门。在医院管理中,质量管理是其核心内容。医院信息系统在针对医院质量管理所做的工作,可以分成两个部分:一是体现在有关的部门信息系统中,如门诊医师工作站的用药监控系统;另一个是面向质量管理部门的应用系统,如医务处、门诊部等部门的管理系统。这些质量管理部门的系统遵循 PDCA 的管理原则,对医疗质量和服务质量进行全面监控。

理论上讲,医院信息化的全过程和全部内容,都在直接/间接的服务于医院质量管理。在以患者为中心的管理理念支持下,各个部门的信息系统设计,都要把提高医院管理质量作为追求的重要目标。而这种综合累加的效果,可以达到不断强化综合质量管理的目标。

下面从不同角度讨论质量管理的信息化。

(二)针对质量管理不同环节的信息化

(1)针对管理方法(PDCA、TQC、ISO9000、六西格玛):这里面包含两个层面的内容,一个是遵循这些管理方法,在各个部门的信息系统中融入这些管理内容。一个是实施这些管理方法的内容管理,如ISO9000的实施过程管理、文档管理、制度管理等。

(2)针对管理内容(医疗质量管理、服务质量管理):针对医疗和服务质量的管理信息系统可以分成执行部门级和管理部门级的应用。质量和服务管理是针对管理的各个环节的过程管理和终末管理结合的全面质量管理。

(3)有关的信息技术和信息系统如下。

计算机化医嘱录入:美国的研究表明,计算机化医嘱录入可以明显较少错误,提高医疗质量,这是通过规范化门诊/住院医嘱、监控用药、联机审核等环节实现的。计算机化医嘱录入可以避免信息二次录入,减少人为差错,同时还可以大大提高效率。国内最早在病房护士工作站实现了医嘱录入,取得了很好的效果。近年来逐渐开始实现病房医师直接的医嘱录入,但流程还不十分成熟。原因包括系统支持的功能不够完善,尤其是缺乏人性化的录入界面和有效的咨询和报警系统;还有就是实施过程的执行力和培训问题。门诊医师工作站支持医师直接录入医嘱,取得了良好的效果,可以明显提高质量和效率,也是国内近期建设的热点。

用药咨询与管理:用药咨询包括用药信息、交叉配伍禁忌、不良反应、变态反应、基于循证医学的用药指导等;用药管理包括医保政策用药管理监控、用药数量和费用管理、用药种类管理等。这些系统嵌入在医师/护士工作站、药剂科管理信息系统、医保管理部门和医政管理部门等。

电子病历(EMR/EHR)和区域/国家卫生信息系统:普及应用电子病历可以

明显提高医疗质量、减少医疗差错,这已被国际公认,欧美国家将普及电子病历作为解决医疗问题的主要方法。全世界各国都投入巨资建设基于电子病历的区域/国家卫生信息系统,以期实现减少医疗差错、提高医疗质量、提高医疗效率、降低医疗费用的目标。区域/国家卫生信息系统通过不同医疗机构之间的医学信息共享,帮助医师及时获得患者完整的临床信息,避免重复检查,实现合理诊疗,同时也支持管理部门及时有效地监管医疗行为。

流程再造:一个典型的实例就是缩短平均住院时间的研究工作。流程再造涉及医院工作流程的各个环节,都与提高医疗和服务质量有关。

新技术应用:如患者条码/RFID 腕带、移动医师/护士工作站、决策支持系统等众多新的 IT 技术应用,对提高质量管理水平具有明显的效果。

家庭医疗服务:未来的医疗保健是从医疗向保健发展,从医院向家庭发展,这才是真正以患者为中心的医疗保健工作。建设区域/国家卫生信息系统的一个重要目标,就是进一步支持社区医疗,提高健康保健水平。目前医院针对患者家庭医疗服务的项目也在发展,如糖尿病患者家庭血糖管理系统、心脑血管患者家庭医疗监控和报警系统等,都代表了以患者为中心,以提高健康水平为目标的医疗发展方向。保健器械与数字设备互联标准化团体正在制订的家庭健康管理/监护设备信息接入互联标准就是适应这种趋势开发的标准,有人估计这是未来医疗的潜在大市场。

第三节　医院绩效管理与医院信息化

一、医院绩效管理的基本概念和方法简介

绩效管理是用于监控和管理企业绩效的方法、准则、过程和系统的整体组合,它是整个企业运营的单一视图。它涉及企业商务规划、运营管理、财务管理和绩效管理。以平衡计分卡、商务分析、财务预算、运营流程控制和监控、财务报告、竞争优势分析等组成,以整体一致的形式表现出来。

企业的绩效管理涉及整个企业的发展方向、战略目标、愿景、企业文化、组织结构、预算、任务的分配、成本的核算、运营活动的监控、问题的发现、分析、报告和任务与预算的调整等环节。

医院绩效管理就是利用现代企业绩效管理的方法管理医院绩效的实践。主要区别在于医院是具有公益性质的知识密集型服务业，不但要重视其经济效益，更要重视其社会效益，因而在考核指标体系上需要作出较大调整。

通常，绩效管理由如下 5 个部分组成：①制订绩效计划；②持续不断的沟通；③收集信息、做文档记录；④绩效评估；⑤绩效的诊断和提高。

二、关键业绩指标与平衡计分法

关键绩效指标（key performance index，KPI）是对公司或组织运作过程中实现战略的关键成功要素的提炼和归纳，是把公司的战略目标分解为可运作的远景目标和量化指标的有效工具，是基于战略与流程制订的，对企业长远发展具有战略意义的指标体系。KPI 可以使部门主管明确部门的主要责任，并以此为基础，明确部门人员的业绩衡量指标。建立明确的切实可行的 KPI 体系是做好绩效管理的关键。

建立关键业绩指标体系需要遵循 SMART 原则。S（specific）指具体的，明确的实现步骤和措施；M（measurable）代表可度量的绩效指标，是数量化或者行为化的，验证这些绩效指标的数据或者信息是可以获得的；A（attainable）代表可实现；R（realistic）代表现实性，指绩效指标是实实在在的，可以证明和观察；T（time bound）代表有时限的。

KPI 体系建立后，需要经过 PDCA 循环过程不断完善，实施中需要进行绩效监控、绩效反馈和绩效改进，并形成有效的激励和约束机制，最后形成企业特有的绩效管理文化。

平衡计分卡是针对以财务指标为主的业绩评价系统，它强调非财务指标的重要性，通过对财务、顾客、内部经营过程、学习与成长四个各有侧重又互相影响的业绩评价来沟通目标、战略和企业经营活动的关系，实现短期利益和长期利益、局部利益和整体利益的均衡。其中，财务是最终目的，顾客是关键，内部经营过程是基础，企业学习与成长是核心。平衡计分卡将结果（如财务目标）与原因（如顾客或员工满意）联系在一起，它是以因果关系为纽带的战略实施系统，也是推动企业可持续发展的业绩评价系统。因此，平衡计分卡是一种长期的、可持续发展的评价制度，有助于衡量、培植和提升企业核心能力。

平衡计分法的方法帮助企业克服简单指标评价的错误模式，尤其是防止仅以经济和财务指标评价的问题，同时强调与企业战略目标一致的评价体系，对防止激励短期行为具有重要意义。但是，由于指标体系十分复杂，设计和实施都十分困难,国内企业管理水平普遍较低,很难适应这种管理方法。但该方法的基本思想十分重要,在我们制订KPI体系中,应该尽量参照,并寻找出理想与现实的最佳结合点。

三、医院绩效管理与医院信息化的关系

目前国内从事信息化的工作人员越来越多地参与绩效管理的工作,包括基本数据的统计分析,KPI体系建立和实施的工作。由于目前国内医院大多已经建设了医院管理信息系统,大部分住院患者和部分门诊患者的财务和部分临床数据已经使用计算机处理,因而医院信息系统(hospital information system,HIS)已经存储比较丰富的数据,有力地支持了统计分析和KPI参数体系的建设。由于医院中从事HIS应用研究的人员素质相对较高,也有利于从事医院管理和HIS建设结合问题的研究。近年来,国内HIS工作者也在有意识地逐步深入医院管理和流程再造等方面的研究,这是信息化前期研究的基础。

(一)医院战略规划和发展的方向

医院管理的战略目标将落实在信息化的战略目标中,并非阶段实施;HIS汇总的数据和统计分析,可以帮助医院进一步完善和不断调整战略规划。

(二)医院的财务指标和运营状况

涉及人、财、物的管理信息系统建设,为实时管理医院资源奠定了基础,财务系统、核算系统、经济分析系统等信息系统的建设可以为财务管理提供有力的支持。

(三)医院规范的流程和职责

流程再造和部门信息系统建设优化,并相对固化了流程,强化了管理。

(四)医院的学习和创新

学习和创新是信息化的前提条件,信息化也进一步促进了医院的学习与创新。

(五)医院各利益相关者的满意度

全方位的信息化强化了管理,可以提高患者的满意度;信息化可以提高工作效率和质量、降低劳动强度,更科学、公平的评价员工的工作贡献,从而可以提高员工的满意度。

(六)医院员工的绩效考核

HIS的基础数据支持对员工的全方位考核,支持建立比较完整、科学的KPI

体系。

　　目前在国内,大部分企业的绩效管理仅仅停留在"结果考核"的水平上,结果考核是一种"事后管理"的模式,是一种"惩罚性管理(被动管理)",也会促使被管理者为达到结果目标,做出一些短期行为,不利于企业长远发展。管理学正在从被动管理向主动管理、结果管理向过程管理发展。其指标体系的建立方法是一致的,只是缩短了考核的时间和空间,将绩效管理进一步细化。这种管理方法逐步和流程再造中的反馈式管理结合,可以有效地控制流程的各个环节,以实现企业的总体目标。这种模型和指标体系的细化,实际就是一个高质量的管理信息系统所追求的目标。

第二章　病案质量管理

第一节　病案质量管理的任务

病案质量管理是医院质量管理的重要内容,其主要任务是制订管理目标、建立质量标准、完善各项规章制度、进行全员病案质量教育、建立指标体系和评估系统,并且定期评价工作结果,总结、反馈。病案质量管理任务的实施对于促进医院的医疗水平和服务水平有着重要的意义。

一、制订病案质量目标和质量标准

根据病案工作的性质和规律,制订病案质量管理总体目标,结合每个岗位和每个工作环节制订岗位目标。加强质量意识,充分调动各级医务人员的积极性,有的放矢的为预期达到的理想和方向努力。在此基础上,建立健全病案质量管理体系和安全有效的医疗管理机制,以保障质量目标的实现。推进病案工作向规范化、制度化发展,以保证和巩固基础医疗和护理质量,保证医疗服务的安全性和有效性。

二、进行全员病案质量教育

为了提高医务人员的质量意识,有组织、有计划、有系统的对参与病案质量的医疗、护理、技术人员进行质量管理相关理论和专业知识的教育和培训。加强医务人员参与质量管理的积极性、主动性和创造性,明确每个工作人员对病案质量所负的责任和义务。注重病案形成全过程的环节质量,自觉地遵守职业道德,各尽其责,使病案整体质量不断提高。

三、完善各项规章制度

完善的管理制度,是确保病案质量控制工作持续、规律开展的根本。因此,要根据医疗、科研、教学需要,要以国家卫生法律法规为依据,结合病案工作的实际,制订和完善一系列病案管理制度和各级人员岗位责任制。按病案的流程,把各项工作规范到位;按规章制度,把质量管理落实到位。使各级医务人员责、权、利明确,各项工作更加科学、规范。

四、建立指标体系和评估系统

病案质量监控主要是建立指标体系和评估系统,通过评估,检查是否达到设定的标准。可以促进病案质量控制更加科学、不断完善。不仅能够了解各级医务人员履行各自的职责情况,还需要对质量目标、各项标准和制度进行监测和评价,不断发现问题随时对质量目标、标准和制度进行修改,使质量体系更加完善。

五、定期总结、反馈

根据不同时期,对质量实施过程中的成绩和问题进行总结、反馈,定期评价工作结果。通过对比分析,找出差距,嘉奖鼓励先进,对存在的问题进行客观分析,总结提高。有利于不断确立新的目标,促进病案质量管理良性循环,保证病案质量控制的效果。

第二节　病案质量管理的内容

病历书写质量反映着医院的医疗质量与管理质量,是医院重点管理工作。病历书写质量监控是全过程的即时监控与管理,以便及时纠正在诊疗过程中影响患者安全和医疗质量的因素,促进医疗持续改进,为公众提供安全可靠的医疗服务。

一、病案书写质量管理的目的

(一)医疗安全目的

以患者安全为出发点,对诊疗过程中涉及落实医疗安全核心制度的内容进行重点监控,包括首诊负责制度、三级医师查房制度、分级护理制度、疑难病例讨论制度、会诊制度、危重患者抢救制度、术前讨论制度、死亡病例讨论制度、查对制度、病案书写基本规范与管理制度、交接班制度、技术准入制度等,是医疗质量管理的关键环节,在病历中能够真实体现实施过程。

(二)法律证据目的

以法律法规为原则,依法规范医务人员的诊疗行为。如医师行医资质;新技术准入制度;各种特殊检查、治疗、手术知情同意书签署情况及其他需与患者或家属沟通履行告知义务的文件;输血及血制品使用的指征;植入人工器官的管理;毒、麻、精神等药品使用及管理制度等。可以通过病历记录,对以上法规的执行情况进行监控和管理。

(三)医学伦理学目的

重视在病历书写中贯穿的医学伦理特点,科学、严谨、规范的书写各项记录有利于规范医疗行为,保护患者安全。医疗中的许多判定往往是医疗技术判断和伦理判断的结合。从具体的病历书写中可以体现医师伦理道德。如在病史采集过程中,临床医师全面和真实地收集与疾病相关的资料,了解病史及疾病演变过程并详细记载;从病情分析记录中反映了医师周密的逻辑思维,体现医疗过程的严谨和规范;治疗中坚持整体优化的原则,选择疗效最优、康复最快、痛苦最小、风险最小、损伤最小、最经济方便的医疗方案;以及知情同意书中对患者的权利尊重等,这些都是医学伦理的具体实践,也是医学伦理对临床医师的基本要求。

(四)医师培养目的

培养医师临床思维方法。病历真实地记录了医师的临床思维过程。通过病历书写对疾病现象进行综合分析、判断推理,由此认识疾病,判断鉴别,作出决策。如在书写现病史的过程中培养了整理归纳能力和综合分析能力;诊断和鉴别诊断的书写过程,能够培养医师逻辑思维方法,以及对疾病规律的认识,将有助于更客观、更科学的临床决策,提高医疗水平。

二、病历书写质量管理的内容

病历书写质量管理的范围包括急诊留观病历、门诊病历和住院病历的书写质量。应按照原卫生部(卫医政发[2010]11 号,2010 年 1 月 22 日)《病历书写基本规范》对病历书写的客观、真实、准确、及时、完整、规范等方面进行监控。

(一)病历组成

住院病历的重点监控内容包括病案首页、入院记录、病程记录、各项特殊检查及特殊治疗的知情同意书、医嘱单、各种检查报告单和出院(死亡)记录等。

1.住院病案首页

住院病案首页在患者出院前完成,书写质量要求各项内容填写准确、完整、

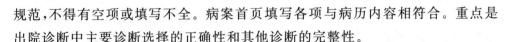

规范,不得有空项或填写不全。病案首页填写各项与病历内容相符合。重点是出院诊断中主要诊断选择的正确性和其他诊断的完整性。

2.入院记录

入院记录应当于患者入院后 24 小时内完成,质量监控内容包括:①主诉所述症状(或体征)重点突出、简明扼要。具体部位及时间要准确,能反映出疾病的本质。当有多个症状时,要选择与本次疾病联系最密切的主要症状。②现病史内容要求全面、完整、系统。要科学、客观、准确地采集病史;能够反映本次疾病发生、演变、诊疗过程;重点突出,思路清晰。考察书写病历的医师对病史的了解程度和对该疾病的诊断、鉴别诊断的临床思路。③既往史、个人史、月经史、生育史、家族史简明记录,不要遗漏与患者发病有关联的重要病史及家族史。④体格检查的准确性,阳性体征及有鉴别意义的阴性体征是否遗漏。

3.病程记录

病程记录按照《病历书写基本规范》的要求完成各项记录。

(1)首次病程记录:首次病程记录即患者入院后的第一次病程记录,病例特点应对主诉及主要的症状、体征及辅助检查结果高度概括,突出特点。提出最可能的诊断、鉴别诊断及根据,要写出疾病的具体特点及鉴别要点,为证实诊断和鉴别诊断还应进行哪些检查及理由。诊疗计划要具体,并体现最优化和个体化治疗方案,各项检查、治疗有针对性。

(2)日常的病程记录:日常的病程记录应简要记录患者病情及诊疗过程,病情变化时应及时记录病情演变的过程,并有分析、判断、处理及结果;重要的治疗应做详细记录,对治疗中改变的药物、治疗方式进行说明。及时记录辅助检查异常(或正常)结果、分析及处理措施。抢救记录应及时记录患者的病情变化情况,抢救时间及措施,参加抢救的医师姓名、上级医师指导意见及患者家属对抢救、治疗的态度及意愿。出院前一天的病程记录,内容包括患者病情变化及上级医师是否同意出院的意见。

(3)上级医师查房记录:上级医师查房记录中的首次查房记录要求上级医师核实下级医师书写的病史有无补充,体征有无新发现;陈述诊断依据和鉴别诊断,提出下一步诊疗计划和具体医嘱;三级医院的查房内容除要求解决疑难问题外,应有教学意识并体现出当前国内外医学发展的新水平。疑难或危重病例应有科主任或主(副主)任医师的查房记录,要记录具体发表意见医师的姓名、专业技术职称及意见,不能笼统地记录全体意见。

(4)会诊记录:会诊记录中申请会诊记录应包括患者病情及诊疗经过,申请会诊理由和目的;会诊记录的意见应具体,针对申请会诊科室要求解决的问题提出诊疗建议,达到会诊目的。

(5)围术期相关记录:①术前小结,重点是术前病情,手术治疗的理由,具体手术指征,拟实施手术名称和方式、拟实施麻醉方式,术中术后可能出现的情况及对策。②术前讨论记录,对术前准备情况、手术指征应具体,有针对性,能够体现最佳治疗方案;在场的各级医师充分发表的意见;对术中可能出现的意外有防范措施。新开展的手术及大型手术须由科主任或授权的上级医师签名确认。③麻醉记录及麻醉访视记录,麻醉记录重点监控患者生命体征、麻醉前用药、术前诊断、术中诊断、麻醉方式、麻醉期间用药及处理、手术起止时间、麻醉医师签名等记录准确,与手术记录相符合。术前麻醉访视记录重点是麻醉前风险评估、拟实施的麻醉方式、麻醉适应证及麻醉前需要注意的问题、术前麻醉医嘱等。术后麻醉访视记录重点是术后麻醉恢复情况、生命体征及特殊情况如气管插管等记录。④手术记录应在术后 24 小时内完成,除一般项目外,术前诊断、术中诊断、术中发现、手术名称、术者及助手姓名应逐一填写。详细记录手术时体位、皮肤消毒、铺无菌巾的方法、切口部位、名称及长度、手术步骤;重点记录病变部位及大小、术中病情变化和处理、麻醉种类和反应、术后给予的治疗措施及切除标本送检情况等。⑤手术安全核查记录,对重点核查项目监控,有患者身份、手术部位、手术方式、麻醉和手术风险、手术物品的清点、输血品种和输血量的核对记录。手术医师、麻醉医师和巡回护士的核对、确认和签名。

4.知情同意书

知情同意书在进行特殊检查、治疗、各类手术(操作)前,应向患者或家属告知该项手术或检查、治疗的风险、替代医疗方案,须签署知情同意书;在患者诊治过程中医师需向患者或家属具体明确地交代病情、诊治情况、使用自费药物等事项,并详细记录,同时记录他们对治疗的意愿。如自动出院、放弃治疗者须有患者或家属签字。各项知情同意书必须有患者或家属及有关医师的签名。

5.检查报告单

检查报告单应与医嘱、病程相符合。输血前应有乙肝五项、转氨酶、丙肝抗体、梅毒抗体、HIV 各项检查报告单内容齐全,粘贴整齐、排列规范、标记清楚。

6.医嘱

医嘱内容应当准确、清楚,每项医嘱应当只包含一个内容,并注明下达时间,应当具体到分钟。打印的医嘱单须有医师签名。

7. 出院记录

出院记录应当在患者出院前完成。对患者住院期间的症状、体征及治疗效果等,对遗有伤口、引流或固定的石膏等详细记录。出院医嘱中,继续服用的药物要写清楚,药名、剂量、用法等。出院后复查时间及注意事项要有明确记录。

8. 死亡记录

住院患者抢救无效而死亡者,应当在患者死亡后 24 小时内完成死亡记录。重点监控内容是住院时情况、诊疗经过、病情转危原因及过程,抢救经过、死亡时间、死亡原因及最后诊断。

9. 死亡讨论记录

于患者死亡后 1 周内完成,由科主任或副主任医师以上职称的医师主持,对死亡原因进行分析和讨论。

(二)门诊病历质量内容

一般项目填写完整,每页门诊病案记录纸必须有就诊日期、患者姓名、科别和病案号。主诉要求准确、重点突出、简明扼要。初诊病史采集准确、完整,与主诉相符,并有鉴别诊断的内容。复诊病史描述治疗后自觉症状的变化,治疗效果。对于不能确诊的病例,应有鉴别诊断的内容。既往史重点记录与本病诊断相关的既往史及药物过敏史。查体记录具体、确切。确诊及时、正确;处理措施及时、得当。检查、治疗有针对性。注意维护患者的权利(知情权、隐私权)。

(三)急诊留观病历质量管理内容

急诊留诊观察病历包括初诊病历记录(门急诊就诊记录)、留诊观察首次病程记录、病程记录、化验结果评估和出科记录等内容。留诊观察首次病程记录内容包括病例特点,诊断和鉴别诊断,一般处理和病情交代。病程记录每 24 小时不得少于两次,急、危、重症随时记录;交接班、转科、转院均应有病程记录。须有患者就诊时间和离开观察室时间,并记录去向。化验结果评估须对检查结果进行分析。出科记录简明记录患者来院时情况,诊疗过程及离开时病情。

三、临床路径实施中的病案质量管理

临床路径是由医师、护士及相关人员组成一组成员,共同对某一特定的诊断或手术作出最适当的有顺序性和时间性的照顾计划,使患者从入院到出院的诊疗按计划进行,从而避免康复的延迟和减少资源的浪费,是一种以循证医学证据和指南为指导来促进治疗组织和疾病管理的方法。临床路径的实施,可以有效地规范医疗行为,保证医疗资源合理及有效使用。在临床路径具体执行中,病历质量监控是不可忽视的,通过病历记录可以监控临床路径的执行内容和流程,分析变异因素,有效论证临床路径实施方案的科学性、规范性和可操作性,使临床路径的方案不断完善。根据临床路径制订方案(医师版表单)所设立的内容,遵循疾病诊疗指南对住院病历质量进行重点监控。

(一)进入路径标准

病种的选择是以疾病的诊断、分型和治疗方案为依据进入相应的路径。是否符合入径标准,可以通过入院记录中现病史对主要症状体征的描述,体格检查中所记录的体征、辅助检查的结果是否支持该病种的诊断,上级医师查房对病情的评估等几个方面进行评价。

(二)治疗方案及治疗时间

根据病程记录,以日为单位的各种医疗活动多学科记录,观察治疗方法、手术术式、疾病的治疗进度、完成各项检查及治疗项目的时间、流程。治疗措施的及时性、抗生素的使用是否规范。

(三)出院标准及治疗效果

检查患者出院前的病程记录和出院记录,根据患者出院前症状、体征及各项检查、化验结果对照诊疗指南制订的评价指标和疗效及临床路径表单(医师版)制订的出院标准。

(四)变异因素

对于出现变异而退出路径的病历,应进行重点分析。确定是不是变异,引起变异的原因,同一变异的发生率是多少等。

(五)患者安全

在执行临床路径中,患者安全也是病历质量监控的主要目的。治疗过程中其治疗方式对患者的安全是否受到危害,路径的选择对患者是不是最优化的治疗,避免盲目追求入径指标而侵害了患者的利益。

四、病历质量四级管理

(一)一级管理

由科主任、病案委员、主治医师组成一级病案质量监控小组。对住院医师的病案质量实行监控,指导、督促住院医师按标准完成每一份住院病案,是病区主治医师重要的、必须履行的日常工作之一。要做到经常性的自查、自控本科或本病房的病案质量,不断提高各级医师病案质量意识和责任心。科主任或病区主任医师(副主任医师)应检查、审核主治医师对住院医师病案质量控制的结果。"一级质量监控小组"是源头和环节管理最根本、最重要的组织。如果工作人员素质不高,质量意识差,是造不出合格的或优质产品的。所以,最根本的是科室一级病案质量监控。

(二)二级管理

医务部是医疗行政管理主要部门,由他们组成一级病案质量监控小组,每月应定期和不定期,定量或不定量地抽检各病区和门诊各科病案。还应参加各病房教学查房,观察主任查房,参加病房重大抢救,疑难病例讨论,新开展的风险手术术前讨论,特殊的检查操作,有医疗缺陷、纠纷、事故及死亡的病案讨论。结合病历书写,严格要求和督促各级医师重视医疗质量,认真写好病案,管理好病案,真正发挥医务部门二级病案质量的监控作用。

(三)三级管理

医院病案终末质量监控小组每天检查已出院病历。病案质量监控医师应对每份出院病案进行认真严格的质量检查,定期将检查结果向有关领导及医疗行政管理部门汇报,并向相关科室和个人反馈检查结果。病案科质量监控医师所承担的是日常质量监控工作,是全面的病案质量监控工作。由于每个人都有自己的专业限定,因此在质量监控工作中要经常与临床医师沟通,并经常参加业务学习和培训,坚持临床工作,提高业务水平和知识更新。

(四)四级管理

病案质量管理委员会是病案质量管理的最高权威组织,主任委员和副主任委员应定期或不定期,定量或不定量,普查与抽查全院各科病案,审查和评估各科的病案质量,特别是内涵质量。检查可以侧重重大抢救、疑难病案、死亡病案、手术后10天之内死亡病案或有缺陷、纠纷、差错、事故的病案。从中吸取教训,总结经验,提高内涵质量。可采取各种方法,最少每个季度应活动一次,每年举办一次病案展览。如有不合格病案或反复书写病案不合格医师,应采取措施,进行病案书写的基本功训练。发挥病案质量管理委员会指导作用,不断提高病案的内涵质量和管理质量。

第三节　病案质量管理的要求

病案科工作质量的管理应当有目标,管理有专人,有记录。病案科的岗位设置可多达数十个,每一个岗位都应当有质量目标。下面列举的几个重要项目。

一、病案号管理要求

病案的建重率是一所医院病案管理水平重要衡量标准,保证患者一人一份病案是必要的,有利于医疗的延续性,统计的准确性。严格控制病案号的分派,杜绝患者重建病案或病案号重复发放,及时合并发现的重号病案是病案管理的重要环节。病案的建重率应当控制在 0.3% 以内。

二、入院登记工作质量要求

认真准确做好入院登记工作,坚持核对制度,准确书写或计算机输入患者姓名、身份证明资料和病案号,正确率为 100%;患者姓名索引卡的登记应避免一个患者重复建索引卡或一个患者有多个病案号;再次住院患者信息变化时切忌将原信息资料涂掉。保证各项数据的真实、可靠、完整和安全。及时、准确提供查询病案号服务,提供病案号的正确率为 100%。录入计算机的数据应保证其安全性和长期可读性。

三、出院整理、装订工作质量要求

出院病案按时、完整的收回和签收,依排列程序整理,其 24 小时回收率为 100%;保证各项病案资料的完整及连续。出院病案排序正确率≥98%。出院病案装订正确率为 100%。分科登记及时、准确。

四、编码工作质量要求

编码员应有国际疾病分类技能认证证书,熟练掌握国际疾病分类 ICD-10 和 ICD-9-CM-3 手术操作分类方法,并对住院病案首页中的各项诊断逐一编码。疾病分类的编码正确率≥95%;手术操作编码正确率≥95%。负责疾病诊断检索工作,做到及时、准确。

五、归档工作质量要求

坚持核对制度,防止归档错误。保持病案排放整齐,保持松紧适度,防止病案袋或病案纸张破损。病案归档正确率为 100％。各项化验报告检查单正确粘贴率 100％。

六、供应工作质量要求

严格遵守病案借阅制度,及时、准确地提供病案,维护患者知情权、隐私权。必须建立示踪系统,借出病案科的病案应按时限收回。

七、病案示踪系统质量要求

准确、及时、完整地进行病案的出入库登记,准确显示每份病案的动态位置。记录使用病案者的姓名、单位和联系电话及用途。

八、病案复印工作质量要求

复印手续及复印制度符合《医疗事故处理条例》的要求,复印件字迹清晰。复印记录有登记备案,注意保护患者隐私。

九、医疗统计工作质量要求

按时完成医疗行政部门管理要求的报表,利用计算机可以完成主要医疗指标的临时报表。每年出版医院统计报表及分析报告。每天向院长及相关职能部门上报统计日报表。出入院报表 24 小时回收率为 100％。病案统计工作计算机应用率为 100％。各类医学统计报表准确率为 100％。统计人员必须有统计员上岗证。

十、门诊病案工作主要监控指标

门诊病案在架率(或者可以说明去向)为 100％;门诊病案传送时间≤30 分钟;送出错误率≤0.3％;当日回收率 95％(因故不能回收的病案应能知道去向);门诊化验检查报告 24 小时内粘贴率 99％(医师写错号、错名且不能当即查明的应限制在≤1％);门诊化验检查报告粘贴准确率 100％;门诊病案出、入库登记错误率≤0.3％;门诊病案借阅归还率 100％;门诊患者姓名索引准确率(建立、归档、入机)100％;挂号准确率≥99％;挂号信息(挂号证)传出时间≤10 分钟。

第四节　病案质量管理的方法

一、全面质量管理

全面质量管理是把组织管理、数理统计、全程追踪和运用现代科学技术方法有机结合起来的一种系统管理。全面质量管理就是对质量形成的全部门、全员和全过程进行有效的系统管理。

(一)全面质量管理的指导思想

全面质量管理有一系列科学观点指导质量管理活动,其指导思想是"质量第一,用户至上""一切以预防为主""用数据说话""按 P、D、C、A 循环办事"。

1.用户至上

用户至上也就是强调以用户为中心,为用户服务的思想。其所指的用户是广义的,凡产品、服务的直接受用者或企业内部,下一工序是上一工序的用户。全面质量管理的指导思想也体现在对质量的追求,要求全体员工,尤其是领导层要有强烈的质量意识,并付之于质量形成的全过程。其产品质量与服务质量必须满足用户的要求,质量的评价则以用户的满意程度为标准。它既体现质量管理的全面性、科学性,也体现质量管理的预防性和服务性。

2.预防为主

强调事先控制,是在质量管理中,重视产品设计,在设计上加以改进,将质量隐患消除在产品形成过程的早期阶段,同时对产品质量信息及时反馈并认真处理。

3.用数据说话

用数据说话所体现的是在全面质量管理过程中需要科学的工作作风。对于质量的评价要运用科学的统计方法进行分析,对于影响产品质量的各种因素,系统地收集有关资料,经过分析处理后,得出正确的定性结论,并准确地找出影响产品质量的主要因素。最终,实现对产品质量的控制。

4.按 P、D、C、A 循环办事

全面质量管理的工作程序,遵循计划阶段(plan)、执行阶段(do)、检查阶段(check)和处理阶段(action)顺序展开,简称为 PDCA 循环。在保证质量的基础上,按 PDCA 循环模式进行持续改进,是全面质量管理的精髓。通过不断循环上升,使整体质量管理水平不断提高。

(二)全面质量管理的基本方法——PDCA 循环法

P、D、C、A 循环共分为 4 个阶段,8 个步骤。

1.第一阶段为计划阶段(plan)

在制订计划前应认真分析现状,找出存在的质量问题并分析产生质量问题的各种原因或影响因素,从中找出影响质量的主要因素,制订有针对性的计划。

此阶段为4个步骤:①第一步骤分析现状找出问题;②第二步骤找出造成问题的原因;③第三步骤找出其中的主要原因;④第四步骤针对主要原因,制订措施计划。

2.第二阶段为执行阶段(do)

按预定计划和措施具体实施。此阶段为第五步骤,即按措施计划执行。

3.第三阶段为检查阶段(check)

把实际工作结果与预期目标对比,检查在执行过程中的落实情况。此阶段为第六步骤,检查计划执行情况。

4.第四阶段为总结处理阶段(action)

在此阶段,将执行检查的效果进行标准化处理,完善制度条例,以便巩固。在此循环中出现的特殊情况或问题,将在下一个管理计划中完善。此阶段分为两个步骤:①第七步骤是巩固措施,对检查结果按标准处理,制订制度条例,以便巩固;②第八步骤是对不能做标准化处理的遗留问题,转入下一轮循环;或作标准化动态更新处理。

这4个阶段循环不停地进行下去,称为 PDCA 循环。质量计划工作运用 PDCA 循环法(计划-执行-检查-总结),即计划工作要经过4个阶段为一次循环,然后再向高一步循环,使质量步步提高。

(三)全面质量管理在病案质量管理中的应用

在病案质量管理中,PDCA 循环方法已经得到广泛应用,取得了良好的效果。

1.第一计划阶段(plan)

实施病案质量管理首先要制订病案质量管理计划。第一步骤要进行普遍的调查,认真分析现状,找出当前病案质量管理中存在的问题,包括共性问题和个性问题。第二步骤分析产生这些质量问题的各种原因或影响因素。第三步骤从中找出影响病案质量的主要因素。第四步骤针对主要原因,制订有针对性的计划和措施。计划是一种目标和策略,计划包括长期计划,可以是3年、5年;短期计划为月、季度或年计划。病案质量管理计划包括病案质量管理制度、质量管理流程、质量管理标准、质量管理岗位职责等。

2.第二阶段为执行阶段(do)

按预定的病案质量管理计划和措施具体实施。此阶段分为两个步骤:第一要建立病案质量控制组织,健全四级质量控制组织,明确各级质量控制组织的分工和职责。第二要进行教育和培训。对全体医务人员进行质量意识的培训,强化医务人员执行计划的自觉性,是提高病案质量保证患者安全的有效措施。

3.第三阶段为检查阶段(check)

把实际工作结果与预期目标对比,检查在执行过程中的落实情况是否达到预期目标。在病历质量监控中,注重对各个环节的质量控制。如在围术期的病历检查时,要在患者实施手术前,对术前小结、术前讨论、术前评估及术前与患者或家属的告知谈话记录等内容进行质量控制,确保病历的及时性、准确性和规范性。

4.第四阶段为总结处理阶段(action)

病案质量管理工作应定期进行总结,将检查的效果进行标准化处理。此阶段分为两个步骤:第一步是对检查结果按标准处理,分析主要存在的缺陷和原因。明确哪些是符合标准的,哪些没有达到质量标准。并分析没有达标的原因和影响程度。哪些是普遍问题,哪些是特殊问题,是人为因素还是系统问题等。第二步是反馈,定期组织召开质量分析例会,将总结的结果及时反馈到相关科室和临床医师中去。使临床医师及时了解实施效果,采取改进措施,并为今后工作提出可行性意见。如果是标准的问题或是流程的问题,可以及时修改,以利于下个循环持续改进。

(四)病案质量的全过程管理

病案质量管理在执行 PDCA 循环中重要的是全员参与全过程的管理。全员参与,在病案质量实施的每一环节,都动员每位医务人员的主动参与,包括制订计划,制订目标,制订标准;在检查阶段,尽量有临床医师的参与,了解检查的目的,了解检查的过程,了解检查的结果;在总结阶段要求全员参加,共同发现问题,找出解决问题的方法,不断分析改进,达到提高质量的目的。

全面质量管理要注重环节质量控制,使出现的问题得以及时纠正,尤其是在病历书写的全过程中的各个环节,应加强质量控制,可以及时弥补出现的缺陷和漏洞,对于患者安全和规范化管理,起到促进作用。

二、六西格玛管理

西格玛原为希腊字母 δ,又称为 sigma。其含义为"标准偏差",用于度量变异,六西格玛表示某一观察数据距离均数的距离为 6 倍的标准差,意为"6 倍标准差"。六西格玛模式的含义并不简单地是指上述这些内容,而是一整套系统的理论和实践方法。

六西格玛管理于 20 世纪 80 年代中期,由美国的摩托罗拉开始推行并获得成功,后来由联合信号和通用电气实施六西格玛取得巨大成就而受到世界瞩目。中国企业最早导入六西格玛管理于21世纪初。随着全国六西格玛管理的推进以及一些企业成功实施六西格玛管理的示范作用,越来越多的国内企业或组织开始借鉴六西格玛管理。目前,六西格玛管理思想在我国医疗机构中得到广泛关注,一些医院在病案质量管理中学习六西格玛管理理念和管理模式,收到很好的效果。

(一)管理理念

1.以患者为关注焦点的病案质量管理原则

这不但是六西格玛管理的基本原则,也是现代管理理论和实践的基本原则。以患者为中心,是医疗工作的重点,在病案质量管理过程中,应充分体现出来。如在确立治疗方案时,应充分了解患者的需求和期望,选择对患者最有利、伤害最小、治疗效果最好的方案,还要在病历中详细记录这个过程;出院记录中应详细记录患者住院期间的治疗方法和疗效,以便患者出院后进一步治疗和康复。

2.流程管理

病案质量管理中的流程管理是重中之重。六西格玛管理方法的核心是改善组织流程的效果和效率,利用六西格玛优化流程的理念,应用量化的方法,分析流程中影响质量的因素,分清主次,将重点放在对患者、对医院影响最大的问题,找出最关键的因素加以改进。在寻找改进机会的时候,即不要强调面面俱到,更不能只从单个部门的利益出发,必须用系统思维的方法,优先处理影响病案质量的关键问题,不断改善和优化病案质量管理流程。

3.依据数据决策

用数据说话是六西格玛管理理念的突出特点,在病案质量管理中,通过对病历书写缺陷项目的评价,总结出具体的数据,根据数据作出正确的统计推断,提示在哪些缺陷是关键的质量问题,直接影响到患者安全和医疗质量,是需要改进的重点。数据帮助我们准确地找到病案质量问题的根本原因,是改进流程的依据。

4.全员参与

病案质量不是某个医师某个科室或某个部门的工作,病案质量管理的整个流程可涉及医院的大部分科室和多个岗位。因此需要强调团队的合作精神,营造一种和谐、团结的氛围。其中必须有领导的重视,临床医师、护士认真完成每一项操作后认真书写记录,医疗技术科室医师及时完成各项检验报告,病案首页中的各项信息,如患者的一般信息、费用、住院数据需要相关工作人员如实填写及各级质量控制医师的严格审核。这个流程中的每个人都是质量的执行者和质量的控制者,重视发挥每个人的积极性,在全过程中每个人对所承担的环节质量负责,承担责任,推进改革。

5.持续改进

流程管理不是一步到位的,需要不断地进行循环和发展,病案书写质量管理过程的科学化和流程管理效果的系统评价需要不断探索,不断提高。病案书写质量需要通过不断进行流程改进,达到"零缺陷"的目标。

(二)管理模式

六西格玛管理模式是系统的解决问题的方法和工具。它主要包含一个流程改进模式,即 DMAIC(define-measure-analyzc-improve-control)模式,在病案质量管理中采用这 5 个步骤,促进病案质量的每一个环节不断分析改进,达到提高质量的目的。

1.定义阶段(define)

根据定义,设计数据收集表,根据病历书写内容,设计若干项目,如住院病案首页、入院记录、病程记录、围术期记录(可分为麻醉访视记录、术前小结、术前讨论、手术记录)各类知情同意书、上级医师查房记录、会诊记录、出院记录等项目。其中任何一项书写不规范或有质量问题为缺陷点。根据某时间段的病历书写检查情况,找出质量关键点,即对病案质量影响最大的问题,确定改进目标。

2.统计阶段(measure)

根据定义,统计收集表,总结发生缺陷的病历例数和每项内容的缺陷次数及各科室、每位医师出现缺陷病历的频率和项目,并进行统计处理。

3.分析阶段(analyzc)

利用统计学工具,对本次质量检查的各个项目进行分析,将结果向相关科室和医师进行反馈。同时,组织相关人员讨论、分析,确定主要存在的问题,找出出现频率最多和对流程影响最大、对患者危害最重的问题是哪些问题,出现缺陷的原因和影响因素、影响程度等。以利于下一步的改进。

4.改进阶段(improve)

改进是病案质量管理中最关键的步骤,也是六西格玛管理的核心管理方法。改进工作也要发挥全员的参与,尤其是出现缺陷较多的环节参与改进,经过以上分析,找出避免缺陷的改进方法,采取有效措施,提高病案质量。

5.控制阶段(control)

改进措施提出后,需要发挥各级病案质量管理组织的职责,根据病历质量监控标准,进行质量控制,使改进措施落到实处。主要是一级质量管理,即科室的自查自控作用,使医师在书写病历时就保证病案的质量,做到质量控制始于流程的源头。

三、"零缺陷"管理

"零缺陷"管理是由著名质量专家 Philip B.Crosby 于 1961 年提出,他指出"零缺陷"是质量绩效的唯一标准。其管理思想内涵是,"第一次就把事情做好",强调事前预防和过程控制。"零缺陷"管理的工作哲学的四个基本原则是"质量的定义就是符合要求,而不是好""产生质量的系统是预防,而不是检验""工作标准必须是零缺陷,而不是差不多就好""质量是以不符合要求的代价来衡量,而不是指数"。树立以顾客为中心的企业宗旨,零缺陷为核心的企业质量环境。

(一)"零缺陷"的病案质量管理原则

"零缺陷"作为一种新兴的管理模式,首先用于制造业,逐渐受到更多的管理层的关注,被多个领域所借鉴引用。在我国多家医疗机构用于医疗服务质量的控制和管理。病案质量管理是医疗质量的重要组成部分,"零缺陷"管理模式是病案质量管理的目标,是促进病案管理先进性和科学性的有效途径。

将"质量的定义就是符合要求,而不是好"的原则应用于病案质量管理中,是"以人为本"的体现,要求病历质量形成的各个环节的医务人员以"患者为中心",以保证患者安全为目标规范医疗行为,认真书写病历,使医疗质量符合要求。实施病案质量各个环节的全过程控制,从建立病历、收集患者信息开始,加强缺陷管理,使病历形成的每一基础环节,都要符合质量要求,而不是"差不多"。各环节、各元素向"零缺陷"目标努力。

(二)病案质量不能以检查为主要手段

病案质量管理要强化预防意识,"一次就把事情做好",而不是通过病历完成后的检查发现缺陷、修改病历来保证质量。要求医务人员从一开始就本着严肃认真的态度,把工作做得准确无误。不应将人力物力耗费在修改、返工和填补漏项等方面。病历质量管理在医疗质量管理中占有重要的作用,病案质量已经成为医院管理的重点和难点。20 世纪 50 年代以来病案质量管理是将重点放在终末质量监控上,将大量的医疗资源耗费在检查病历、修改病历、补充病历方面,质量管理是被动的和落后的。利用先进的管理模式替代传统的质量控制模式势在必行。实行零缺陷管理方法,病历质量产生的每个环节,每个层面必须建立事先防范和事中修正措施保证差错不延续,并提前消除。病历质量管理中实施的手术安全核查制度,由手术医师、麻醉医师和巡回护士三方在麻醉实施前、手术开始前和患者离开手术室前,共同对患者身份、手术部位、手术方式、麻醉和手术风险、手术使用物品清点等内容进行核对、记录并签字。这项措施有利于保证患者安全,降低手术风险的发生率。

(三)病案质量标准与"零缺陷"原则

零缺陷管理的内涵是通过对生产各环节、各层面的全过程管理,保证各环节、各层面、各要素的缺陷等于"零"。因此,需要在每个环节、每个层面必须建立管理制度和规范,按规定程序实施管理,并将责任落实到位,彻底消除失控的漏洞。病案质量管理要按照"零缺陷"的管理原则建立质量管理体系,以"工作标准必须是零缺陷,而不是差不多就好"为前提。制订可行性强的病历书写规范、病案质量管理标准、质量管理流程、各岗位职责等制度,加大质量控制的有效力度。在病案质量控制中要引导医务人员注重书写质量与标准的符合,而不是合格率。强化全员、全过程的质量意识,使医务人员知晓所执行的内容、标准、范围和完成时限,增强工作的主动性和责任感,改变忽视质量的态度,建立良好的质量环境。

四、ISO9000 相关知识

(一)ISO 的定义

ISO 是国际标准化组织(International Organization for Standardization)的缩写,是一个非政府性的专门国际化标准团体,是联合国经济社会理事会的甲级咨询机构,成立于 1947 年 2 月 23 日,其前身为国家标准化协会国际联合会和联合国标准化协会联合会。我国以中国标准化协会名义正式加入 ISO。

(二)ISO 族标准

ISO 族标准是 ISO 在 1994 年提出的概念,是指"由 ISO/TC176(国际标准化组织质量管理和质量管理保证技术委员会)制订的所有国际标准"。该标准族可帮助组织实施并有效运行质量管理体系,是质量管理体系通用的要求或指南。它不受具体的行业或经济部门限制,可广泛适用于各种类型和规模的组织,在国内和国际贸易中促进理解和信任。

1.ISO 族标准的产生和发展

国际标准化组织于 1979 年成立了质量管理和质量保证技术委员会(TC176),负责制订质量管理和质量保证标准。1986 年,ISO 发布了 ISO8402《质量—术语》标准,1987 年发布了 ISO9000《质量管理和质量保证标准—选择和使用指南》、ISO9001《质量体系设计开发、生产、安装和服务的质量保证模式》、ISO9002《质量体系—生产和安装的质量保证模式》、ISO9003《质量体系—最终检验和试验的质量保证模式》、ISO9004《质量管理和质量体系要素—指南》等6项标准,通称为 ISO9000 系列标准。

2.2000 版 ISO9000 族标准的内容

2000 版 ISO9000 族标准包括以下一组密切相关的质量管理体系核心标准。

(1)ISO9000《质量管理体系基础和术语》,表述质量管理体系基础知识,并规定质量管理体系术语。

(2)ISO9001《质量管理体系要求》,规定质量管理体系,用于证实组织具有提供满足顾客要求和适用法规要求的产品的能力,目的在于增进顾客满意。

(3)ISO9004《质量管理体系业绩改进指南》,提供考虑质量管理体系的有效性和效率两方面的指南。该标准的目的是促进组织业绩改进和使其他相关方满意。

(4)ISO19011《质量和(或)环境管理体系审核指南》,提供审核质量和环境管理体系的指南。

3.2000 版 ISO9000 族标准的特点

从结构和内容上看,2000 版质量管理体系标准具有以下特点:①标准可适用于所有产品类别、不同规模和各种类型的组织,并可根据实际需要删减某些质量管理体系要求。②采用了以过程为基础的质量管理体系模式,强调了过程的联系和相互作用,逻辑性更强,相关性更好。③强调了质量管理体系是组织其他管理体系的一个组成部分,便于与其他管理体系相容。④更注重质量管理体系的有效性和持续改进,减少了对形成文件的程序的强制性要求。⑤将质量管理体系要求和质量管理体系业绩改进指南这两个标准,作为协调一致的标准使用。

(三)ISO9000 族系列标准

ISO9000 族标准是国际标准化组织颁布的在全世界范围内使用的关于质量管理和质量保证方面的系列标准,目前已被 80 多个国家等同采用,该系列标准在全球具有广泛深刻的影响,有人称为 ISO9000 现象。我国等同采用的国家标准代号为 GB/T19000 标准,该国家标准发布于 1987 年,于 1994 年进行了部分修订。

ISO9000 族标准总结了各工业发达国家在质量管理和质量保证方面的先进经验,其中 ISO9001、ISO9002、ISO9003 标准,是针对企业产品产生的不同过程,制订了 3 种模式化的质量保证要求,作为质量管理体系认证的审核依据。目前,世界上 80 多个国家和地区的认证机构,均采用这 3 个标准进行第三方的质量管理体系认证。

ISO9000 族标准中有关质量体系保证的标准有 3 个（1994 年版本）：ISO9001、ISO9002、ISO9003。

1.ISO9001

ISO9001 是 ISO9000 族质量保证模式标准之一，用于合同环境下的外部质量保证。ISO9001 质量体系标准是设计、开发、生产、安装和服务的质量保证模式。可作为供方质量保证工作的依据，也是评价供方质量体系的依据；可作为企业申请 ISO9000 族质量体系认证的依据；对质量保证的要求最全，要求提供质量体系要素的证据最多；从合同评审开始到最终的售后服务，要求提供全过程严格控制的依据。

2.ISO9002

ISO9002 是 ISO9000 族质量保证模式之一，用于合同环境下的外部质量保证，是生产和安装的质量保证模式。用于供方保证在生产和安装阶段符合规定要求的情况；对质量保证的要求较全，是最常用的一种质量保证要求；除对设计和售后服务不要求提供证据外，要求对生产过程进行最大限度的控制，以确保产品的质量。

3.ISO9003

ISO9003 是 ISO9000 族质量保证模式之一，用于合同环境下的外部质量保证。可作为供方质量保证工作的依据，也是评价供方质量体系的依据；是最终检验和试验的质量保证模式，用于供方只保证在最终检验和试验阶段符合规定要求的情况；对质量保证的要求较少，仅要求证实供方的质量体系中具有一个完整的检验系统，能切实把好质量检验关；通常适用于较简单的产品。

五、电子病历质量管理

（一）电子病历书写要求

基本要求：电子病历的书写应当客观、真实、规范、完整，电子病历的书写应当符合国家病历书写基本规范对纸张与格式的要求：医疗机构应建立统一的书写格式包括纸张规格和页面设置，完成时限与原卫生部《病历书写基本规范》要求保持一致。可以使用经过职能部门审核的病历书写模板，理想的模板应该是结构化或半结构化的，避免出现错误信息；同一患者的一般信息可自动生成或复制，复制内容必须校对；不同患者之间的资料不可复制。电子病历的纸质版本内各种资料（包括各种检验、检查报告单）须有医师或技师签名。

(二)电子病历修改

1.修改基本要求

(1)医务人员应按照卫生行政部门赋予的权限修改电子病历。

(2)修改时必须保持原病历版式和内容。

(3)病历文本中显示标记元素和所修改的内容。

(4)电子病历修改时必须标记准确的时间。

2.修改签字

(1)电子病历修改后需经修改者签字后方可生效(电子签名正式实施前系统自动生成签名并不可修改)。

(2)对电子病历当事人提供的客观病历资料进行修改时,必须经电子病历当事人认可,并经签字后生效。签字应采用法律认可的形式。

(三)电子病历质量控制

1.质量监控方式

电子病历质量控制包括对网上病历信息和打印的纸质病历实施的质量控制。病历质量检查工作应采取终末质量监控和环节质量监控相结合的方式,实现实时控制质量,做到问题早发现、早纠正。

2.质量监控重点

(1)应将环节质量监控作为主要手段,尽可能应用病历质量监控软件来实施。

(2)应将危重死亡病历、复杂疑难病历、纠纷病历、节假日病历、新上岗医师病历等作为质量控制重点,实施专题抽查,重点突出。

(3)应将病历书写的客观性、完整性、及时性、准确性、一致性以及内涵质量作为监测内容,防止电子病历实施后出现新的病历质量问题。

3.质量监控标准

(1)电子病历质量控制依据原卫生部《电子病历基本规范》及有关病历书写的要求进行,网上电子病历和打印纸质病历等同标准,且同一患者的纸质与电子病历内容必须一致。

(2)环节电子病历质量监控发现问题后及时纠正,终末电子病历质量监控须评定病历质量等级。

(3)医疗机构应对电子病历质量控制结果实施严格奖惩。

第三章　医院财务管理

第一节　医院财务管理的概述

一、医院财务管理的概念及特征

医院财务管理是指医院在开展业务活动过程中的财务活动和财务关系的总称。医院财务活动是指医院的资金运动及其所体现的各种经济关系,医院的资金运动发生的经济关系称为财务关系,显然医院财务的定义包括了资金运动和财务关系两个方面。

具体而言,医院财务管理是由医院性质及其经济管理的要求所决定的,它包括依据国家的财经方针、政策、法令和财务制度的规定,建立健全财务管理机构和各项规章制度,编制财务计划和预算,筹集资金,并按规定用途合理使用,按照规定的结算方式进行结算,反映和分析财务计划、预算的执行情况,检查财经纪律遵守情况,预测财务成果和社会效益、经济效益等。

医院财务管理的特点是在于它是一种价值管理。价值管理和实物管理在医院管理中是互为表里的。从财务管理的角度出发,利用价值形态对医院的财务进行管理,是医院财务管理的主要方面。医院财务管理既是医院管理工作中的一个独立方面,又是一项综合性的管理工作。它以货币作为统一的计量单位,将各种不同的实物形态进行有效综合。另外医院的各种经济活动都离不开资金运动,所以,财务管理自始至终渗透于医院经济活动的各个方面。与财务活动并存的是各相关利益方的利益冲突,能否调整解决好利益冲突,约束和激励各方的行为,避免相互间的逆向选择和道德风险,直接决定着财务活动的顺利开展以及最终的财务成果。因此,行为管理构成医院财务管理的另一属性。

二、医院财务管理的原则

医院财务管理的原则是组织医院经济活动、处理财务关系的准则。医院财务管理工作应遵循财务管理的原则。另外，由于医院的性质，尤其是非营利性医院及其经济管理的要求，医院财务管理还应遵循以下几项原则。

(1)执行国家法律、法规和财务制度。

(2)坚持以社会效益为主，讲究经济效益。

(3)坚持厉行节约、勤俭办事的方针。

(4)国家、单位和个人三者利益相兼顾的原则。

(5)实行预算管理的原则。

(6)建立健全医院内部财务管理制度的原则。

(7)加强财务各项基础工作的原则。

(8)统一领导和集中管理的原则。

三、医院财务管理的目标

借助于非营利组织的财务管理理论，医院财务管理的目标通常可以通过一些应完成的使命来表述。为了提供使命表述中提到的优质服务，医院必须保持良好的财务状况和合理的盈利能力。从长期来讲，财务状况较差的组织无法保持实现他们目标的能力。

医院财务管理的目标决定于医院的性质，医院是具有一定福利性质的事业单位，在市场经济条件下，医院既要适应社会主义市场经济体制，又要遵循自身的规律，使广大人民群众能够获得质优价廉的医疗服务，为此，医院必须加强经济核算和经济管理，以尽可能少的资金占用和尽可能少的资金耗费，取得较好的社会效益和经济效益。医院财务管理的任务是为完成医院工作任务而确定的，医院财务管理必须为实现医院工作的基本任务而发挥应有的作用。医院财务管理的基本任务是按照党和国家的方针、政策，根据自身资金运动的客观规律，对医院的经济活动进行综合的管理。按照医院财务管理的原则及任务要求，医院的财务管理目标应定于"以社会效益为主，实现社会效益和经济效益协调稳定增长"，只有这样，才能使医院在端正办院宗旨、明确发展思路、控制医疗费用的不合理增长、切实减轻群众的经济负担以及加强医患沟通、构建和谐的医患关系方面取得成效，从根本上实现医院的财务管理目标。

四、医院财务的职能

医院财务的本质是以较少的投入取得较大的社会效益和经济效益，财务的职能是指财务本身所具有的功能。财务职能是确定财务管理的任务与作用的客观依据,医院财务的职能主要表现如下。

(一)筹资职能

由于医院的医疗服务活动是不断进行的,在医院服务过程中,要不断地消耗资金,这要求财务必须不断地筹集资金,使财务具有筹资职能。医院筹资渠道主要有从财政部门取得的财政性补助资金,从主管部门或主办单位取得的非财政资金,通过提供医疗服务而收取的资金,通过对外投资收取的资金,接受社会捐赠取得的资金以及医院的其他收入。

(二)分配职能

医院从各种不同来源筹集到的资金,主要表现为劳动资料和劳动对象以及向职工支付的工资。医院筹集的资金,补偿成本消耗后形成的结余,在按国家规定交纳应缴超收药费款后,按提取职工福利基金、事业发展基金等顺序进行分配。财务分配兼顾了医院发展与提高职工福利待遇的关系,兼顾了短期利益和长期利益的关系,财务分配职能所包含的基本内容可概括为通过正确计算成本耗费,评价医院的财务成果,使成本费用与收益相配比,促使医院不断降低成本消耗,以较少的耗费取得较大的社会效益和经济效益。

(三)监督职能

财务活动能反映医院资金的利用以及对外投资的成果,能揭示医院经济管理工作中的问题。为了合理地组织财务活动,正确处理财务关系,国家制定了有关方针、政策、财经纪律、法规。财务管理必须按有关规定对医院的财务实行监督,使这些规定得以有效贯彻和执行,这就是财务监督职能的基本内容。

五、医院财务管理的主要内容

(一)医院资金管理

医院资金管理包括货币资金管理、筹资管理、投资管理及营运资金管理。医院筹集资金是医院为了开展医疗服务活动而筹集所必需的资金,随着医改进程的推进,资金筹集日益受到医院的重视。同时,公立医院为了保持自身在医疗市场竞争中的优势,在采取不断提高管理水平和医疗服务水平,改善诊疗条件的同时,还可以利用其在管理、资金、技术、人才等方面的优势,对外进行投资,以期得到经济利益并不断提高医疗市场占有率。医院营运资金管理的核心内容是对资金运用和资金筹措的管理。

(二)医院收费管理

收费是医院收入的起始点,是医院财务管理的重要组成部分。收费管理是为了保证收入业务活动的有效进行,保证收费的合法、合理、安全和完整,防止和及时发现并纠正错误与舞弊,采用一系列具有控制职能的方法、措施和程序,进行有效的组织、制约、考核和调节,明确收费岗位的职责和权限,使之保持相互联系、相互制约的关系,并予以系统化、规范化,从而形成的一个严密控制管理体系的管理制度。收费管理制度体系包括医疗收费责任制度、稽核制度、票据使用制度、收费班组管理制度以及价格公示及查询制度等。

(三)医疗服务价格管理

医院医疗服务价格管理是医院在贯彻执行国家医疗服务价格政策、规范医院医疗服务收费行为过程中所采取的一系列指导、监督、检查等行为措施,成为医院管理的重要组成部分。同时也是塑造医院良好声誉的重要方面,是切实缓解群众"看病难、看病贵"问题、控制卫生总费用及合理调控医疗资源的重要措施。

(四)医院内部会计控制

医院内部会计控制由组织的计划和主要或直接与保障资产和财务记录的可靠性相关的所有方法和程序组成,一般来说包括批准和授权系统、保管记录和会计报告的人物与经营或资产保管的任务相分离、对资产的实物控制等控制手段,主要包括货币资金控制、实物资产控制工程、项目控制采购与付款控制。

(五)医院预算管理

国家对医院实行"核定收支、定项(定额)补助,超支不补、结余留用"的预算管理办法。国家财政对大中型医院实行定项财政补助,对小型医院一般实行定额财政补助的政策,并要求医院所有收支全部纳入预算管理。医院预算以医疗服务收入预算为起点,扩展至直接材料采购、医疗服务成本、固定资产投入等各方面的预算,从而形成一个完整体系,主要包括业务预算和财务预算。

医院业务预算包括医疗服务收入预算、医疗服务量预算、直接材料预算、直接人工预算、医疗服务费用预算、医疗成本预算、管理费用预算等;医疗财务预算包括现金预算、预计资产负债表、预计收入支出总表等。同时,由于财政预算管理体制的改革,国有非营利性医院还须编制单位预算。

(六)医院内部审计

卫生系统内部审计是指卫生系统内部审计机构的审计人员,对本单位及所属机构的财务收支、经济活动的真实、合法性进行独立监督审核的行为。内部审计机构通过发现问题、解决问题,促进医院开源节流,提高经济效益,维护医院的合法权益,加强经济管理和实现医院目标,使医院的社会效益和经济效益同步增长,实现医院的自我发展。医院内部审计的主体是医院自己设立的内部审计机构或内部审计人员;内部审计的性质是医院内部的独立监督审核的一种活动;内部审计的监督审核的对象主要包括内部控制的有效性、财务信息的真实性和完整性及医院经济活动的效率和效果等几个方面。

(七)医院成本效益核算和成本控制

医院实行成本效益核算,其目的是通过对医院和医疗服务成本效益的核算,真实反映医疗业务活动的成本效益情况,加强经济管理,强化成本控制,提高医院全体员工的成本意识,提高医院的社会效益和经济效益,为医院的管理决策提供所需的会计信息,配合医院在医疗行业中取得更持久的竞争优势。医院成本控制就是按照既定的成本目标,对成本形成过程的一切耗费,进行严格的计算、调节和监督,及时揭示偏差,并采取有效措施纠正差异,使成本被限制在预定的目标范围之内,以保证成本目标的实现。成本控制有3层含义:一是对目标成本本身的控制;二是对目标成本完成的控制和过程的监督;三是在过程控制的基础上着眼于未来,为今后成本的降低指明方向。

(八)医院经济分析及评价

医院开展经济活动分析的目的是通过经济活动分析、评价,为政府、医院管理者等梳理、整合医院财务、会计与医疗服务及资源综合使用信息,并提供完整的经营管理结果,为医院提高社会效益、经济效益、经济管理水平等提供诊断性、适用性建议。医院经济分析的内部使用者,主要是医院管理层和内部各科室。

从医院管理层的角度看,加强数据统计与分析,多视角、多渠道地发现更深层次的问题,及时、准确提供各种经营信息,为决策当好参谋是其对经济管理部门的要求;经济分析,则是经济管理部门当好参谋的重要手段。

从医疗业务科室的角度看,他们并不是经济管理专业人员。因此,医院经济管理部门有义务为科室提供经济分析,使其能及时掌握科室的经济运行状况。

第二节　医院会计核算

一、概念

会计核算是以货币为主要的计量尺度,通过确认、计量、记录、报告等方式,将各会计主体所进行的能以货币计量的经济活动内容转换成对决策者有用的会计信息。

医院作为非营利、以社会效益为主的公益性事业单位,医院的资金来源主要是由国家预算拨款的专项补助和开展医疗业务活动取得的收入两部分组成。

医院会计核算就是通过记录、核算、反映和监督医院经济活动,达到促进医院业务开展、控制医疗服务成本、合理分配医院财务成果的目的。

二、基本原理

(一)会计核算的基本原理

1.会计的基本假设

会计基本假设包括会计主体、持续经营、会计分期和货币计量。

会计主体是指会计工作服务的特定单位,是企业会计确认、计量和报告的空间范围。医院就是医院会计核算的会计主体。

持续经营是指会计主体的生产经营活动将无期限持续下去,在可以预见的将来不会倒闭进行结算。

会计分期是指将一个企业持续经营的生产经营活动划分为一个个连续的、长短相同的期间。医院的会计分期为每年的 1 月 1 日到 12 月 31 日一个年度。

货币计量是指会计主体在财务会计确认、计量和报告时以货币计量反映会计主体的生产经营活动。我国公立医院以人民币作为货币计量单位。

2.会计的要素与等式

会计要素是根据交易或者事项的经济特征所确定的财务会计对象的基本分类。医院的会计要素按照其性质分为资产、负债、净资产、收入和费用,其中,资产、负债和净资产要素侧重反映医院的财务状况,收入和费用要素侧重反映医院的经营成果。

反映资产负债表要素之间的数量关系的等式是:资产＝负债＋净资产。

3.财务报表的目的

受托责任,决策有用。受托责任和决策有用是从会计目标的角度产生的两种观点。

在受托责任为目标的情况下,以反映经营业绩和评价为中心。收益是评价业绩的重要指标,因此,损益表受到了格外的重视。受托责任更重视客观的信息,在会计确认上表现为只确认已经发生的交易信息,历史成本更能满足客观的要求。受托责任即要求会计信息具备更高的可靠性,而对相关性没有过多要求。

决策有用就要考虑到决策者类型不同、偏好不同,决策的角度会不同。在决策有用的目的下,现金流量表和资产负债表同样受到重视,同时仅仅是财务报表已不能满足需求,出现了更加完整的财务报告,财务报告中财务报表以外的信息以信息披露为主。历史成本已不能满足要求,更多的要求以公允价值等为计价基础。这时,对会计信息相关性的要求超过了对可靠性的要求。

(二)内部控制的理论依据

内部控制是指为确保实现单位组织的目标而实施的程序和政策。内部控制还应确保识别可能阻碍实现这些目标的风险因素并采取预防措施。

1.内部控制的整体框架

美国发起机构委员会于 1992 年 9 月发布了指导内部控制实践的纲领性文件《内部控制——整合框架》,并于 1994 年进行了增补,即发起机构委员会内部控制框架。这份文件堪称内部控制发展史上的里程碑。报告中指出内部控制是公司董事会和各级管理层计划、实施和监察的不间断的一系列活动,由相互关联的 5 个要素构成:控制环境、风险评估、控制活动、信息与沟通以及监察。

2.风险管理

2002 年美国政府颁布了《2002 年萨班斯-奥克斯利法案》,要求所有上市公司都要在年报中提供内部控制报告,评价公司内部控制的有效性,该法案的出台使内部控制的披露由自愿进入了强制阶段。2004 年,美国上市公司会计监管委员会发布的第 2 号审计准则《财务报表审计协同进行的对财务报告内部控制的审计》要求审计师检查和验证公司财务会计报告内部控制的有效性,从而保证财务报告的可靠性。

3.中国内部控制规范

我国从 20 世纪 80 年代开始,不少会计学家开始引进发达国家关于内部控制的理论。我国内部控制的理论主要有内部牵制、内部控制、内部会计监督及内部会计控制几种表述。以 2001 年 6 月财政部颁发的《内部会计控制规范——基本规范（试行）》为标志，内部会计控制成为会计学科的一项重要内容。2008 年 6 月，财政部会同证监会、审计署、银保监会制订并印发《企业内部控制基本规范》。在颁布之后，财政部、证监会、审计署、银保监会于 2010 年 4 月联合发布了《企业内部控制配套指引》，标志着适应我国企业实际情况、融合国际先进经验的中国企业内部控制规范体系基本形成。

三、基本原则

（一）总体性要求

1.客观性原则

医院会计核算应当以实际发生的交易或事项为依据，如实反映其财务状况和经营成果。客观性原则包括真实性、可靠性和可验证性 3 个方面，是对会计核算工作和会计信息的基本质量要求。

2.可比性原则

可比性要求医院提供的会计信息应当相互可比，主要包括两层含义：①同一医院不同时期可比；②不同医院相同会计期间可比。

3.一贯性原则

医院会计核算方法前后各期应当保持一致，不得随意变更。如有必要变更，应将变更的内容和理由、变更的累积影响数，或累积影响数不能合理确定的理由等，在会计报表附注中予以说明。

（二）会计信息质量要求

1.相关性原则

相关性要求医院提供的会计信息应当与卫生局等财务报告使用者的经济决策需要相关，有助财务报告使用者对医院过去、现在或者未来的情况作出评价或者预测。

2.及时性原则

及时性要求医院对于已经发生的交易或者事项，应当及时进行确认、计量和报告，不得提前或者延后。

3.清晰性原则

清晰性要求医院会计记录和会计报表都应当清晰明了，便于理解和利用，能清楚地反映医院经济活动的来龙去脉及其财务状况和经营成果。

(三)会计要素确定、计量方面的要求

1.权责发生制原则

医院的会计核算基础是权责发生制,即收入或费用是否计入某会计期间,不是以是否在该期间内收到或付出现金为标志,而是依据收入是否归属该期间的成果、费用是否由该期间负担来确定。

2.配比原则

医院在进行会计核算时,收入与其成本、费用应当相互配比,同一会计期间内的各项收入与其相关的成本、费用,应当在该会计期间内确认。

3.历史成本原则

医院的各项财产物资应当按取得时的实际成本计价,物价如有变动,除有特殊规定外,不得调整账面价值。

4.划分收益性支出和资本性支出的原则

医院会计核算应当合理划分收益性支出与资本性支出的界限。凡支出的效益仅及于本年度(或一个营业周期)的,应当作为收益性支出;凡支出的效益及于几个会计年度,应当作为资本性支出。

(四)会计修订性惯例的要求

1.谨慎性原则

谨慎性要求医院对交易或者事项进行会计确认、计量和报告应当保持应有的谨慎,不应高估资产或者收入、低估负债或者费用。

2.重要性原则

重要性要求医院提供的会计信息应当反映与医院财务状况、经营成果和现金流量有关的所有重要交易或者事项。

3.实质重于形式原则

实质重于形式要求医院应当按照交易或者事项的经济实质进行会计确认、计量和报告,不仅仅以交易或者事项的法律形式为依据。

四、主要内容

(一)医院会计机构设置

医院的财务在院长的领导下,由总会计师负责严格贯彻执行国家法律、法规和财务规章制度,强化医院财务管理和会计核算,强化财务的监督职能,参与医院的各项经济决策。

　　财务处(科)主要负责医院内部的预算管理、会计核算和成本管理,并在日常核算中实施会计监督。收费挂号、住院结账室负责医院日常的收费工作,保证医院的资金安全,统一由财务处(科)管理和领导。

　　财务处(科)下设主办会计岗、出纳岗、业务收入岗、成本费用岗、工资福利岗、财产物资岗、药品核算岗、收费挂号住院结账室收费岗、收费挂号住院结账室审核岗等岗位。

(二)会计人员的配备和业务处理流程

1.会计人员的任职要求

　　会计人员的任职要求一是要持有会计证,即会计从业资格证书。二是应具备必要的专业知识、专业技能和良好的职业道德。三是要按照规定参加会计业务培训。

2.会计人员的业务处理流程

　　会计人员的业务处理流程包括:①主办会计岗业务处理流程;②出纳岗业务处理流程;③业务收入岗业务处理流程;④成本费用岗业务处理流程;⑤工资福利岗业务处理流程;⑥财产物资岗业务处理流程;⑦药品核算岗业务处理流程;⑧收费挂号、住院结账室收费岗业务处理流程;⑨收费挂号、住院结账室审核岗业务处理流程。

(三)会计核算的具体内容

1.资产的确认、计量、报告和管理

　　医院资产是指医院所有及其所控制的,可以为医院创造价值的并且可以用货币计量的经济资源,包括各种财产、债权和其他权利。如流动资产、固定资产、无形资产、对外投资等构成了医院进行生产经营活动的物质基础和基础条件。

　　为了管理和核算医院的各项资产,在资产类设置"库存现金""银行存款""零余额账户用款额度""其他货币资金"等23项会计科目进行核算。

2.负债的确认、计量、报告和管理

　　负债是指医院所承担的能以货币计量,需要以资产或者劳务偿还的债务,包括流动负债和非流动负债。医院应对不同性质的负债分别管理,及时清理并按照规定办理结算,保证各项负债在规定期限内归还。因债权人特殊原因确实无法偿还的负债,按规定计入其他收入。

　　为了管理和核算医院的各项负债,在负债类设置"短期借款""应缴款项""应付票据""应付账款"等13项会计科目进行核算。

3.净资产的确认、计量、报告和管理

净资产是指医院资产减去负债后的余额,包括事业基金、专用基金、待冲基金、财政补助结转(余)、科教项目结转(余)、未弥补亏损。

为了管理和核算医院的净资产,在净资产类设置"事业基金""专用基金""待冲基金"等7项会计科目进行核算。

4.收入的确认、计量、报告和管理

收入是指医院开展医疗服务及其他活动依法取得的非偿还性资金,包括医疗收入、财政补助收入、科教项目收入和其他收入。医院在收入类设置前述4项会计科目进行核算。

5.支出的确认、计量、报告和管理

支出是指医院在开展医疗服务及其他活动过程中发生的资产、资金耗费和损失,包括医疗业务成本、财政项目补助支出、科教项目支出、管理费用和其他支出。在费用类设置前述5项会计科目进行核算。

6.财务报告的披露

医院财务报告是反映医院某一特定日期的财务状况和某一会计期间的收入费用、现金流量等的书面文件。医院财务报告分为中期财务报告和年度财务报告,由会计报表、会计报表附注和财务情况说明书组成。

医院财务报告中的会计报表包括资产负债表、收入费用总表、现金流量表、财政补助收支情况表以及有关附表。

医院应当根据《医院会计制度》有关会计报表的编制基础、编制依据、编制原则和方法的要求,对外提供真实、完整的会计报表。会计报表应当根据登记完整、核对无误的账簿记录和其他有关资料编制,要做到数字真实、计算准确、内容完整、报送及时。

(四)财务分析

1.战略分析

(1)行业分析:由于公立医院的公益性质和政府的有力规制,公立医院不能简单地采取市场经济行为参与竞争,但其服务耗费的补偿却主要来自医疗市场,因此,为了提高医院竞争实力,首先进行的就是医疗行业分析。医疗行业分析包括对行业规模、市场份额、患者类型、政策环境等的分析。

(2)竞争战略分析:"竞争战略"是指企业在同一使用价值的竞争上采取进攻或防守的长期行为。波特提供了3种卓有成效的竞争战略,即总成本领先战略、差别化战略和专一化战略。

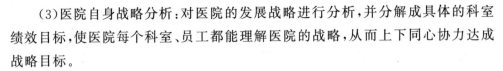

（3）医院自身战略分析：对医院的发展战略进行分析，并分解成具体的科室绩效目标，使医院每个科室、员工都能理解医院的战略，从而上下同心协力达成战略目标。

2.会计分析

（1）辨认关键会计政策：会计分析的目的之一在于评估医院如何处理关键成功因素和风险因素。管理人员首先要辨认医院用于反映这些关键成功因素和风险因素的会计政策，从而评估这些会计政策是否与行业特征及医院的战略选择相符合。

（2）评估会计政策弹性：医院之间会计政策的弹性也可能不同。会计政策的弹性越大，分析财务报表时就越需谨慎。

（3）评估会计策略：会计政策和会计处理方法的选择具体体现在许多方面，需要对其进行评估。

（4）评价信息披露质量：医院会计信息披露内容往往比较简单，不能为信息使用者提供真实、全面的医院经济业务状况信息，因此，有必要对医院的会计信息披露质量进行评价，改进和完善现有的会计信息披露。

（5）识别潜在危险信号：包括经营绩效不佳时的会计政策变化、应收账款异常增加、库存异常增加、收支结余与现金流量之间的缺口扩大等。

（6）消除会计信息失真：如果经上述会计分析发现医院的财务报表所披露的会计信息质量有问题，应运用财务报表附注、现金流量表和其他信息，去伪存真，尽量还原医院的经营活动。

3.财务分析

（1）资产质量分析：主要内容包括资产结构分析、资产获利能力、营运能力评价、资产组合的增值性分析。

医院资产结构分析是指通过分析医院的流动资产、固定资产等在全部资产中所占的比例及其关系。资产获利能力分析是对资产的生产能力和取得的经济效益进行的分析，通常采用的财务指标包括总资产回报率、医疗成本比率。

营运能力是指医院资产的周转运行能力，通常采用总资产周转率、固定资产周转率、流动资产周转率、应收账款周转率来进行逐层分析。

资产组合的增值性分析是资产在特定的条件下，通过与其他相关资产旳联合使用产生协同效应，获得的效果。

（2）资本结构分析：医院的资本是指长期负债与股东权益，资本结构是指医院各种资本的价值构成及其比例关系，即长期负债与权益的比例关系。

资本结构分析主要是分析医院不同的资本来源、资本的期限、资本成本、不同资本的比例、资本的构成是否符合医院的发展战略及是否保持在最佳资本机构范围内。

(3)收入质量分析:在医院预算的基础上,通过对各项收入的预算计划完成情况、收入的构成、收入支出结余、收入变动进行分析可以了解医院的成长能力和其经营的稳定性,并发现存在的问题,及时对医院的经营业务进行改进和优化。

(4)支出质量分析:主要是通过对医院支出的总量、结构、范围、标准和效益的分析,通过支出分析,及时总结支出管理中的成功经验,发现存在的问题,改进支出管理工作,保证支出预算的实现。

(5)业务质量分析:由于医院公益性这一特性,要求医院提供高质量的医疗服务。对医院业务质量的分析,就是对医院提供的门诊、住院、手术等医疗质量的服务进行分析。

4.前景分析

对医院的发展前景进行预测也是重要的分析内容之一。对医院的前景分析包括分析医院未来的收入增长行为、预测成本费用、业务量增长行为、结余变动行为、净资产报酬率变动行为等。

(五)内部控制

内部控制按其控制目的的不同,分为内部会计控制和内部管理控制,内部控制的内容是以会计控制内容为基础,并始终围绕会计控制而发展的,内部控制很大程度上要靠会计控制来实现。

1.内部会计控制

由于医院的特殊性,在整个内部会计控制体系的建设中,要把收入和支出的内部控制、预算内部控制、固定资产的内部控制、货币资金的内部控制放在重点位置。而且要把内部会计控制的关键点放在加强会计人员岗位轮换和严格规范门诊、住院收费、记账、退费的工作流程这两个最容易发生问题的环节上。

2.内部控制的设计步骤

内部控制作为一个循环的动态过程,大致有 7 个主要的步骤:确定控制目标→分析控制缺陷→整合组织结构和控制流程→鉴别控制点和关键控制点→规定控制政策(措施、方法)→设计内部控制流程图→填置内部控制调查表予以监督和评价。

第三节 医院成本管理

一、概念

成本是价值创造的源泉,资源以成本形式完成价值创造,而成本管理则是为了最大化和高效率利用组织资源而进行的管理行为。成本管理是一种管理思想,它通过对医院成本属性的重新认识与深刻揭示,对医院经营活动中发生的成本,有组织地进行预测、计划、控制、核算、分析和考核等一系列的科学管理,将成本意识作为医院理念的一部分。医院成本管理会计的内涵可以表达为对医院成本形成过程及对经营活动有重要影响的信息资源进行规划、决策、计划、核算、控制、分析和考核,以提供决策有用的理论和方法。医院成本管理的对象是指与其经营过程相关的所有资源耗费,即为实现医院竞争战略和达到持续性成本改善所涉及的一切资源耗费。医院成本管理的核心内容是通过事前的成本规划、事中的成本控制和维持、事后的成本分析和考核,来达到高品质、低成本、高利润的经济绩效的管理活动。

二、经典理论

(一)成本系统观

成本的发生既是资源价值的损耗过程,同时又是医疗服务价值的产出过程。医院的成本管理应避免单纯追求成本最低的做法,从"投入"与"产出"的对比分析来看待"投入(成本)"的必要性、合理性。通过充分研究并利用成本价值耗费与价值产出的互动关系,科学准确地把握医院各项活动在成本管理中的地位和作用,科学准确地把握各项活动成本之间的相互关系,在此基础上,通过有重点的成本管理和合理地处理它们之间的关系,达到降低医院总成本的目的。医院不仅要注重短期利益,更要追求长期持续的健康发展,逐步建立起基于价值创造的长效激励机制,引导各部门从追求局部成本降低向追求系统成本降低转变,从追求个别技术经济指标的先进性向追求价值增值转变,从追求单纯成本降低向追求医院价值最大化转变。

(二)成本效率观

真正的成本降低,不只是单纯表现为降低成本的绝对额,而在于提高成本的效率。在业务量一定条件下降低成本开支,或在成本开支一定的条件下提高业务量,从而提高成本的最佳效益。事实上,每家医院提供和服务和竞争对手都有一定的差异,在成本削减过程中必须兼顾这些差异。现代成本管理的目的应该是以尽可能少的成本支出,获得尽可能多的使用价值,从而为获取收益提供尽可能好的基础。

(三)成本动因管理观

成本是医疗活动的结果,成本管理不能就成本论成本,而应当从成本出发,追溯成本产生的原因——成本动因,根据成本动因采取成本削减行动,达到长期持续改善成本管理的目的。

三、基本原则

(一)划分资本性支出与收益性支出原则

划分资本性支出与收益性支出原则是指会计核算应严格区分收益性支出、资本性支出的界限,以正确计算各期损益。凡支出的效益仅及于本会计期间(或一个营业周期)的,应当作为收益性支出;凡支出的效益及于几个会计期间(或几个营业周期)的,应当作为资本性支出。只有正确划分收益性支出与资本性支出的界限,才能真实反映企业的财务状况,正确计算企业当期的经营成果。

(二)实际成本计价原则

医院的各项财产物资应当按照取得或购建时的实际价值(即取得成本)核算,除国家另有规定外,一般不得自行调整其账面价值。

(三)成本核算分期原则

成本核算分期原则是指按月度、年度开展成本核算。

(四)权责发生制原则

医院收入和费用核算、成本核算均应当以权责发生制为核算基础。

(五)一致性原则

医院各个会计期间成本核算所采用的方法、程序和依据应当保持一致,不得随意改变;若确有必要变更,应在财务报告中详细说明变更的原因、对医院财务收支的影响等情况。

(六)收支配比原则

医院在进行成本核算时,应当按照"谁受益、谁负担"的原理,归集、分配各项

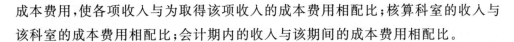

成本费用,使各项收入与为取得该项收入的成本费用相配比;核算科室的收入与该科室的成本费用相配比;会计期内的收入与该期间的成本费用相配比。

(七)合法性原则

计入成本的费用必须符合国家法律、法规及相关制度规定,不合规定的不能计入。

(八)重要性原则

医院在成本核算过程中,对主要经济事项及费用应分别核算、分项反映,力求精确;对次要事项及费用,在不影响成本真实性的前提下,可以适当简化处理。

(九)相关性原则

医院成本核算所提供的成本信息应当符合国家宏观经济管理的要求,满足相关方面及时了解医院收支情况以及医院加强内部管理的需要。

(十)可靠性原则

医院要保证成本核算信息无错误及偏差,使其具有真实性、完整性、中立性和可验证性。

四、主要内容

(一)成本分类

1.**变动成本和固定成本**

(1)固定成本:在一定时期、一定业务范围内,成本相对固定,不受业务量变化影响的成本项目。如固定资产折旧及无形资产摊销;人员经费中的对个人和家庭的补助支出以及工资福利支出中的基本工资、津贴补贴、社会保障缴费、伙食补助费等。

(2)变动成本:在一定时期、一定业务范围内,成本总额与业务量成正比例变化的成本项目。如人员经费中的奖金、绩效工资和其他工资福利支出;卫生材料费;药品费;提取医疗风险基金等。

2.**产品成本和期间费用**

(1)产品成本:指企业为生产产品而发生的直接费用和间接费用,包括直接材料、直接人工、其他直接支出和制造费用4个部分。

(2)期间费用:指企业在一定时期内从事整个企业范围的生产经营业务活动时所发生的费用和销售产品所发生的费用。

3.直接成本和间接成本

(1)直接成本:成本核算单元为进行医疗服务活动而直接发生的各项成本费用,无论能否直接计量都作为直接成本计入该成本核算单元。

(2)间接成本:间接为开展医疗服务活动而发生的各项成本费用,按照"谁受益、谁负担"的分配原则和分配标准分摊至该成本核算单元。

4.相关成本与非相关成本

(1)相关成本:指与制订决策方案有关联影响的成本。机会成本、差量成本、现金支出成本、可避免成本等均属相关成本。

(2)非相关成本:指与制订决策方案并无影响的成本,因而在决策时可不予考虑。不可避免成本、沉落成本等属于不相关成本。

5.可控成本与不可控成本

(1)可控成本:即能被某个责任单位或个人的行为所制约的成本。可控成本具有多种发展可能性,并且有关的责任单位或个人可以通过采取一定的方法与手段使其按所期望的状态发展。

(2)不可控成本:指不能为某个责任单位或个人的行为所制约的成本。不可控成本一般是无法选择或不存在选择余地的成本。它也具有相对性,与成本发生的空间范围和时间范围有关。如短期内,固定成本是不可控成本,但从长期看,企业可以调整固定资产支出,固定成本成为可控成本。

(二)成本归集与分摊

1.直接成本归集

直接成本归集是指在会计核算中能够直接归集到各科室、形成医疗业务成本的费用,具体包括人员支出、卫生材料费、药品费、固定资产折旧、无形资产摊销(可以直接计入的部分)、其他费用中的差旅费、培训费、办公费、印刷费、手续费、邮电费、因公出国(境)费等可以直接计入的费用。计算计入成本是指由于计量条件所限无法直接计入各科室或为分清责任主体不应直接计入管理费用,而需采用比例系数的方式分配计入的直接成本。对于无法直接计入的支出,医院应根据重要性、可操作性等原则,将相关费用按照一定标准进行分配,计算后计入科室成本,具体包括提取医疗风险基金、其他费用中的水费、电费、供暖费、物业管理费、工会经费、福利费等支出。计算计入成本首先应遵循重要性原则,确认"大用户"的成本,在剔除"大用户"成本的基础上,采用按人员比例、面积等作为分配参数,分摊至全院科室。

2.间接成本分摊

各类科室发生的间接成本应本着相关性、成本效益关系及重要性等原则,按照分项逐级分步结转的方法进行分摊,最终将所有成本结转到临床科室。具体步骤如下。

(1)一级分摊:行政后勤科室的费用分摊。将行政后勤科室的费用按适当的方法(如人员比例、工作量比重等)向临床、医技和医辅科室分摊,并实行分项结转。

(2)二级分摊:医辅科室成本分摊。将医辅科室成本向临床科室、医技科室分摊,并实行分项结转,分摊参数可采用收入比重、工作量比重、占用面积比重等。

(3)三级分摊:医技科室成本分摊。将医技科室成本向临床科室分摊,分摊参数采用收入比重,分摊后形成门诊、住院临床科室的成本。

(三)医院成本核算的组织体系

1.决策与监督机构

医院应成立由院长担任组长,总会计师或分管财务的副院长担任副组长的成本管理工作领导小组(以下简称领导小组),成员包括财务、信息、人事、后勤、设备物资、统计、医务、护理等相关部门负责人。

2.日常办事机构

医院应在财务部门设置专门的成本管理办公室(科),作为领导小组的日常办事机构。医院应在财务部门设立成本核算工作岗位,成本会计三级医院不少于2名,其他医院不少于1名。

3.相关部门职责

医院各科室应确定兼职成本核算员,其他职能部门应确定成本专管员。

(四)医院成本核算范围

医院成本核算范围包括医疗业务成本、管理费用、财政项目补助支出形成的固定资产折旧和无形资产摊销、科教项目支出形成的固定资产折旧和无形资产摊销四大类。

1.医疗业务成本

医疗业务成本指医院开展医疗服务及其辅助活动发生的各项费用,包括人员经费、卫生材料费、药品费、固定资产折旧费、无形资产摊销费、提取医疗风险基金和其他费用。

2.管理费用

管理费用是指医院行政及后勤管理部门为组织、管理医疗、科研、教学业务活动所发生的各项费用。

3.财政项目补助支出形成的固定资产折旧和无形资产摊销

财政项目补助支出形成的固定资产折旧和无形资产摊销具体是指财政项目补助支出形成的固定资产计提的折旧、无形资产的摊销金额。

4.科教项目支出形成的固定资产折旧和无形资产摊销

科教项目支出形成的固定资产折旧和无形资产摊销具体是指科教项目支出形成固定资产计提的折旧、无形资产的摊销金额。

5.不计入成本核算范围

根据《医院财务制度》规定,以下支出不得计入成本范围。

(1)不属于医院成本核算范围的其他核算主体及经济活动发生的支出。

(2)为购置和建造固定资产、购入无形资产和其他资产的资本性支出。

(3)对外投资的支出。

(4)各种罚款、赞助和捐赠支出。

(5)有经费来源的科研教学等项目开支。

(6)在各类基金中列支的费用。

(7)国家规定不得列入成本的支出。

(五)医院成本核算对象

1.科室全成本核算

根据医院全成本核算"三级四类分摊方法"的理念,归集成本数据,实现成本分摊的自动计算,核算出科室成本,确保成本归集与分摊后成本核算与会计核算结果的一致性、可追溯性。科室全成本=科室直接成本+科室间接成本。

2.医疗服务单元成本核算

(1)项目成本:医疗服务项目成本核算是以临床、医技科室开展的医疗服务项目为对象,归集和分配各项支出、计算各项目单位成本的过程,包括医技科室本科室执行的医疗收费项目和临床科室本科室开单且本科室执行的医疗收费项目,其中单独收费材料的医疗成本不在项目成本核算范围内。有条件的医院,可以在医院实行全成本核算的基础上,以作业成本法为理论基础,把医疗服务项目大致归类为床位类项目、护理类项目、技术劳务类项目、检查类项目、仪器设备类项目、诊疗类项目六大项目,归集项目直接费用,以成本动因作为间接费用的分配依据,采用各自不同的分配标准,追踪资源消耗过程,分配计算项目间接成本,对医院开展的医疗服务项目进行核算,提高成本的可归属性和成本信息的客观性。将医疗服务项目收费标准和测算结果进行比较,了解医院医疗服务项目效益的情况。

(2)诊次成本和床日成本:以诊次、床日为核算对象,将科室成本进一步分摊到门急诊人次和住院床日,计算出诊次成本和床日成本。诊次、床日成本的核算方法是将临床科室成本按门急诊人次和住院床日进行分摊。

(3)病种成本:按病种核算服务成本,应包括患者从诊断入院到按治疗标准出院所发生的各项费用支出。病种成本核算办法是将治疗某一病种所耗费的医疗项目成本、药品成本及单独收费材料成本进行叠加。其主要核算方法如下。①历史成本法:即通过较大样本的病例回顾性调查,以调查资料为依据,计算服务项目成本,同时将间接成本按一定的分摊系数分配到病种医疗成本中,最后归集为病种成本。②标准成本法:即对每个病种按病例分型制订规范化的诊疗方案,再根据该病种临床路径所需医疗服务项目的标准成本核算病种成本。有条件的医院可在临床路径规范、治疗效果明确的常见病和多发病领域开展病种成本核算。

(六)成本分析

1.成本计划完成情况分析

成本计划完成情况分析是指将各科室年内累计实际发生的成本与按本年实际工作量调整的上年(或计划)成本进行比较,计算出成本降低额和降低率,借以分析各科室成本的升降情况。另外,可以对成本的变动进行因素分析,如业务量变动的影响、病种结构变动的影响、单位成本变动的影响等。

2.成本技术经济分析

成本技术经济分析包括设备利用情况、材料利用情况、人力资源、医疗服务质量对成本的影响。

3.降低成本措施分析

降低成本措施分析包括病种结构变化和医疗服务流程改进对成本影响的分析、医院政策和措施对成本影响的分析等。

4.成本效益分析

可以对科室、治疗方案、大型医疗设备、药物、其他投资项目等进行成本效益分析,只有效益不低于它的资源消耗的机会成本才是可行的。

第四节　医院预算管理

一、概念

预算是指医院在科学地对内、外部环境进行分析和预测的基础上,用货币和数量等多种形式对医院未来某一特定时期的经营和财务活动所作的系统而详细的数字性规划,是对为了完成特定组织目标和计划所需资金的来源和用途的书面说明,是对目前医院所拥有的有限资源进行的合理安排和期望,是对各项经济活动进行有效控制的一种工具,是一个以货币来表示的正式行动计划。医院预算由经营预算和资本预算组成。经营预算反映的是由医疗业务产生的计划收入和其发生的成本支出,资本预算反映的是医院为保持当前营运和支出未来发展所进行的投资。两者均从财务上反映了医院的资源分配和预期产生的收益。

二、经典理论

(一)委托代理理论

委托代理理论是过去30多年里契约理论最重要的发展之一。在委托代理关系中,一个或多个行为主体根据一种明示或隐含的契约,指定、雇佣另一些行为主体为其服务,同时授予后者一定的决策权利,并根据后者提供的服务数量和质量对其支付相应的报酬。授权者就是委托人,被授权者就是代理人。预算管理作为一种以控制财务及非财务资源来控制医院的管理机制,可以将各层次代理人的目标协调一致,有效地降低各层代理成本,提高医院整体的管理效率。

(二)战略管理理论

战略的重要性对于现代企业来说不言而喻。彼得·德鲁克认为:"企业目标必须从'我们的企业是什么,它将会是什么和它应该是什么'引导出来,它们不是一种抽象,而是行动的承诺,借以实现企业的使命,它们也是一种用以衡量工作业绩的标准。换句话说,企业的目标就是战略。"预算管理是一种战略管理。首先,预算目标是根据企业的战略目标制订的。其次,不同企业和同一企业不同时间的战略不同,预算管理的目标和重点也有所差异。最后,预算管理的战略性体现在它是连接企业战略和经营活动的桥梁,在企业的战略目标与战略执行之间起到桥梁作用,使企业战略得以具体贯彻,长短期预算得以衔接;通过对战略执行情况的跟踪及评价分析,可以及时察觉企业内外部环境的变化,并对企业的战略目标及战略进行重新评审,及时对企业的战略做出调整。因此,企业战略与战略预算之间表现为相辅相成的关系,可以说,没有预算支撑的战略是不具操作性的战略。

(三)交易成本理论

按照科斯在其 1937 年《企业的性质》一文中的观点,企业之所以存在,是由于企业的交易成本低于一系列的市场交易行为而获得同样的产品或服务的成本。事实上,市场自动完成以下 3 项组织必须运用复杂的管理工具才能实现相应的职能:①对经营业绩进行衡量;②评价经营业绩;③划分决策权力。由于在企业内进行的交易中没有市场在发挥作用,也不存在市场价格机制实现决策分权、经营业绩评价及奖惩职能,这些职能在企业中并不会自发地产生,因此,企业中的各个团体就必须设计出相应的管理工具,或者说建立"游戏规则"来完成这些职能。所以,所有的企业组织都必须建立起 3 个体系:即业绩评价体系、根据业绩进行奖惩的体系以及分派决策权的体系。这 3 个体系构成了企业的组织结构,三者都不可或缺,同时相互之间还要保持平衡。业绩评价体系要对被授予了决策权的领域进行衡量,同样,奖惩体系也必须对那些进行了业绩评价的领域实施奖惩。

(四)内部控制理论

由于受到 20 世纪 30 年代世界性经济危机的影响,随着国际经济竞争的激化,迫使企业加强生产经营的控制与监督,这就促使内部牵制超越了会计及财务范围,从而形成了组织规划和企业内部采用的所有协调方法和措施的内部控制。内部控制可保护企业财产的完整,检查会计数据的正确性和可靠性,提高经营效率,坚持贯彻既定的管理方针。前两者是会计控制的目标而后两者是管理控制的目标,会计控制主要包括授权和批准制度、从事财务记录和簿记与从事经营或财产保管职务分离、财产的实物控制等;管理控制包括统计分析、时动研究、业绩报告、雇员培训计划和质量控制等。20 世纪 70 年代以后,西方审计界对内部控制研究的重点逐渐从一般含义向具体内容深化,并采用结构分析法对内部控制进行研究,以使其内容更实在,条理更清楚。内部控制结构将控制环境纳入内部控制范畴。在高风险的社会经济环境中,对内部控制的考虑不可能脱离其赖以存在的环境,不可能不受到外部各种风险因素相互作用的影响,所以控制环境的好坏直接决定的企业其他控制能否实施或实施的效果。

(五)权变理论

权变理论学派是 20 世纪 60 年代末到 20 世纪 70 年代初在美国经验主义学派的基础上进一步发展起来的。"权变"是指偶然事件或偶然性。权变理论认为,组织环境的变化是绝对的,且具有不确定性和复杂性等特点,而不确定性和复杂性主要表现为社会、经济、文化和技术等环境方面各自的不确定性和相互交织引起的复杂性。可以看出,权变理论的主要含义是权宜应变。预算管理是以预算形式对组织资源进行配置并实施控制的管理体系,它包括预算的编制、执行、考核及分析直至反馈的一个完整过程。

(六)激励理论

由于预算松弛(下级不真实地预测自己的业绩能力)往往出现在以预算完成状况为基础的报酬契约环境中,所以激励方案的设计引起了学者们的关注。Weitzman(1976)提出了一种在不确定条件下基于预算的报酬计算模型。他从理论上证明这种报酬计算方法能减少下级隐瞒或低报业绩能力的动机,有助于促进私人信息的披露,从而引导下级选择自己对未来真实预期的业绩标准作为预算来提出。此外,这种报酬方案不管在何种具体预算制度下都能激励下级努力实现工作业绩最大化的目标。20 世纪 80 年代以后,Weitzman 的模型融入了代理理论框架,西方学者把这种模型称为真实导向型激励计划,而传统的仅考虑预算完成情况的固定工资加奖金的模型,被称为松弛导向型激励计划。西方学者试图在代理理论的框架下,寻求降低在预算管理方面的代理成本、促进私人信息披露和优化组织目标的途径。为了检验代理理论,通常把"代理人努力"的程度用"减少预算松弛"的程度或客观的业绩指标来反映。

三、主要内容

(一)预算管理基本前提保障

医院应该设立超越具体职能部门的预算管理委员会,以便从组织上保障全面预算的顺利实施。预算管理委员会是医院内部负责审议、确定预算目标、预算政策和程序;审定、下达正式预算;根据需要,调整或修订预算;收集、研究、分析有关预算执行的业绩报告;制订相关控制政策和奖惩制度;仲裁有关预算冲突等的全面负责预算管理的专门机构。

1.预算编制机构(预算单位)

预算单位是指预算编制单位。原则上,现有组织结构中的每一个单位都是一个预算单位。预算单位分类的另一个标志是责任中心。按组织结构分类和按责任中层分类并不矛盾。成本中心、利润中心和投资中心在组织结构之间存在技术上的联系。预算编制工作能否顺利进行,关键在于相关信息资料提供与汇集的及时性和有效性。这些信息资料,从医院角度,应当囊括财务、医疗、药品、服务、采购、供应、劳动人事等各个方面的具体而综合的信息资料。预算资料是由各相关部门提供的,但编制预算需要有专业技能,需要对各项预算进行协调、平衡,要将医院总预算分解为责任预算等。因此正式预算的编制一般以财务部门总负责为宜,同时吸纳有关临床、医技与职能部门主要负责人员参加。

2.预算监督机构

预算监督是指对各项预算执行主体的具体执行情况进行监控。由于各预算执行主体性质各异、对象分散、范围较广、环节甚多,因此要采用一级管一级的办法来实施监控,不必设立专门机构。

3.财务部门在预算管理中的作用

从我国公立医院的现状上看,其预算管理的主要职责一般都由财务部门代为行使。医院财务部门作为预算编制的工作机构,使它执行如下功能:公布预算编制的手续和表格、协调和公布作为预算基础的基本假定、确保内部组织部门的信息准确传递、为预算编制者在预算编制方面提供帮助(如举办教育训练、提供至最近月份的实绩资料)、分析预算提案和作出推荐、管理本年的预算修订过程、协调较低层预算部门(如后勤部门)的工作、分析报告业绩和预算的对比并解释结果、编制总报告。财务部门在预算管理中起桥梁作用。首先,从预算编制程序上看,可分为自上而下式和自下而上式两种,但不论采用哪种模式,均存在有一个上下沟通的问题。财务部门因其能较为全面综合地掌握医院的经营活动信息,所以由它来担当沟通者的角色是最合适的;其次,在预算执行过程中,财务部门了解各部门预算执行程度,能便利地进行信息反馈;再次,对各部门的预算任务,财务部门需将它们纳入相应的预算指标体系中去,并尽可能规范每一指标的统计口径;最后,财务部门应为预算考核提供确切的数据。对各部门上报的数据,财务部门要加以审核、确认。财务人员是全院成本管理的组织者,负责制订有关预算管理的流程、预算推进的进度、计划,培训责任中心负责人的预算知识,为预算提供专业的建议和支持,牵头召集或主持预算工作会议以及在预算执行过程中对预算的监督。但是他们对预算管理起的作用是通过责任中心负责人传递下去的,而非直接参与各部门预算的编制。医院应该把预算当作管理制度而非会计制度,必须由发生预算的单位负责编列预算。所以说预算管理绝不是财务部门"自娱自乐的节目",而是财务部门通过预算"切入"整个医院、协助医院管理层管理整个医院的手段。全面预算管理是涉及全方位、全过程、全员的一种整合性管理系统,具有全面控制力和约束力,绝不仅仅是财务部门的事情。一个行之有效的预算,往往要经过各部门的反复推敲、协调一致才能推出。

4.预算归口管理

归口管理就是规定组织内的某种资源或某类项目由一个专门的部门负责管理。归口管理是为了更好地、更合理地分配和使用某种资源,使这种资源的使用要在医院内部达到优化的目的和某种程度的平衡。在预算申报阶段,要让各部门向归口管理部门申报相应的归口资源或项目的需求,由归口部门汇总整理后再向预算管理部门申报归口预算。预算经批准下达后,归口管理部门也要将其依次下发给各部门。如果批准的预算额度小于申报额度,有以下几种处理方法:①按比例核减各部门的预算额度。②要求各部门在申报预算时,先按优先顺序排列,归口管理部门直接删除优先级别低的项目,直到满足批准的预算额度为止。③批准的额度不做分解,由归口部门直接掌握,视实际情况,酌情处理。

在归口预算的执行上,可分成两种情况:①标准化的项目,由归口管理部门制订全院性的标准,按标准统一执行。②各部门需求不同的项目,如培训、电脑软件等,先由各部门提出需求申请,经归口管理部门审核后再送相关部门或人员审批。

5.预算责任网络

预算管理的实施需要医院各层面的支持、理解和配合。医院实行预算必须以健全的组织构架为基础。医院必须按组织结构来编制预算,预算目标的达成,只是透过"人"而非"事"。责任中心与预算组织必须合一。预算责任网络通常是纵横交织的网络,该网络主观上要求各主体间必须要有清晰的权责利边界,但医院内部各责任主体的权责利又存在无法割裂的连带、延续等相互影响关系,从而可能导致各预算主体之间,尤其是同级责任主体之间在执行预算工程中发生有关责任何利益分割的纠纷,甚至可能因此而影响预算的顺利实施。此时,必须借助仲裁维护核算的严肃性。

(二)基本内容

预算一般包括预算编制、预算审批、预算执行、预算调整、预算审计、预算分析和预算奖惩。

四、预算编制程序

预算编制程序要符合高效、良性预算机制的内在要求。预算的编制是预算目标的分解过程,预算目标的分解过程实际就是根据医院的战略目标,从全局出发,在充分认识医院自身资源的基础上,对未来进行预测并对医院各级管理层次的权利和责任进行分解的过程。预算编制的程序实质就是对"集权"和"分权"的一种权衡。权衡必须取决于预算责任部门所面临的环境、预算执行者的特点及预算的类型。环境越不确定,预算执行者独立能力越强,预算任务越复杂,就越应该激励预算部门的积极性,充分授权给予预算部门。

(一)自上而下式

预算由院部按照战略管理的需要编制,中级管理层制订支持组织目标的预算,医院内部各个部门只是预算执行主体。自上而下的好处在于能保证医院整体利益,符合医院战略发展需要,管理效率高,协调功能强。但其将权力高度集中在院部,不能发挥各部门、员工的管理主动性和创造性。

(二)自下而上式

在这种编制程序下,院部视预算管理为各部门落实其经营责任的一种具体管理手段,院部的责任就是确定财务目标,院内各部门的责任则是如何实现这一目标。因此,各部门编制并上报的预算在院部看来只是对医院财务目标实现的一种承诺,院部审核下级上报预算的目的在于对"这一承诺"可靠性进行验。

"自下而上式"遵循的是谁花钱,谁编制预算;谁控制,谁负责的原则来逐级编制并上报预算的,体现人本主义的管理,将各科室置于市场(内部的和外部的)前沿,提高院内各科室的主观能动性,激励其更为认真地考虑预算问题。

(三)上下结合式

顾名思义,上下结合式在预算编制过程中需经历自上而下和自下而上的循环往复,其目的在于要博采上面两种方式之长。事实上,任何可行的预算方案都离不开这一过程,没有这一过程,预算可能是一种由上而下的"武断",也可能是由下而上的"欺瞒"。为了充分发挥基层的主观能动性,提高预算编制效率,预算目标应自上而下下达(以体现预算是在医院总方针指导下的对各业务单位的合理安排和协调),预算编制则应自下而上地进行(包括横向各职能部门相互配合、协商确定各自的分预算),体现目标的具体落实(下级业务单位的经营能力和管理水平决定了医院目标能否实现),各级责任部门通过编制预算解决"应该完成什么,应该完成多少"的问题。因此,预算的编制过程是医院预算目标按部门、按业务、按人员分解的过程,是各责任单位的资源、状况与医院预算目标相匹配的过程。目的是形成以医院总目标为中心的、上下左右紧密衔接和协调一致的预算编制与执行体系。预算目标一般包括固定费用定额、变动费用控制标准、目标业务量、院内结算价等。使用上下结合预算程序的关键在于界定清楚每个人的权责,上级管理者太多的命令和决断会使下级的参与失去意义,预算变成上级的预算;而过少的控制同样也会使预算程序出现问题。

预算编制程序的最大优点在于能够有效保证医院总目标的实现,提高了预算编制的效率。在这种程序下,基层部门编制好的预算,应当提交上级审核通过。上级将基层提交的预算及其他自身所负责的预算一起进行综合,再向上提交。后者审核后,再与自己负责的预算综合,再向上呈报。当预算逐级向上汇总的时候,必须检查彼此之间的关系,以便发现预算之间是否相互协调。如果出现不平衡的问题,必须及时修订。预算之间的不一致应当由上一级的管理人员处理,并要求相应的预算制订者进行修改。每一次的上与下,都是预算编制者和直接上级之间进行沟通和协调,并取得一致意见的过程,它使医院目标越来越客观、明确。本预算编制程序的关键不在于上下多少次能把预算编出来,而是要着眼于各级人员要更周到地规划自己的工作。

第四章　医院审计管理

第一节　审计概述

一、审计的定义

审计署 1995 年提出的简明审计定义是独立检查会计账目，监督财政和财务收支真实、合法、有效的行为。指明了审计是与经济行为相关的监督检查活动，同时突出了这种监督检查的独立性特征。因而审计的基本含义应该是独立的经济监督。

二、审计的对象

(一)审计主体和审计客体

审计对象同审计主体、审计客体是息息相关的，审计主体通常是指审计关系中的审计人，即实施审计的主体，包括国家审计机关、部门或单位内部审计机构、社会审计组织。

审计客体是接受审计人审计的经济责任承担者和履行者，即被审计单位，包括国务院各部门、地方各级政府及其所属单位部门、财政金融机构、企业事业组织等。

(二)审计对象

审计对象是审计客体因承担和履行经济责任而发生的事前、事中、事后的经济活动。而这些经济活动的载体是：原始凭证、记账凭证、账簿、财务报表等会计资料，还有文件、统计报表、业务核算、经济合同、磁带软盘等有关资料。从审计具体过程来看，审计的对象可分为两个层次：第一个层次是被审计单位的会计资料，第二个层次是被审计单位的财政和财务收支及其有关经济活动。

三、审计的职能

审计职能是审计本身固有的、体现审计本质属性的内在功能。它是不以人们的意志为转移的客观存在。审计具有经济监督、经济鉴证和经济评价的职能。

(一)经济监督职能

经济监督职能是审计的基本职能,它主要是通过审计、监察和督促被审计单位的经济活动,在规定的范围内沿着正常的轨道健康运行;检查受托经济责任人忠实履行经济责任的情况,借以揭露违法违纪、制止损失浪费、查明错误弊端、判断管理缺陷,进而追究经济责任。

审计要充分发挥其经济监督职能,就要依法独立行使审计监督权,不受其他行政机关、社会团体和个人的干涉。作为内部审计机构和内部审计人员,要在本单位负责人的领导下,依照国家法律、法规和政策的规定,对本单位及本单位下属的财务收支及其经济效益进行内部审计监督。

(二)经济鉴证职能

经济鉴证是指审计人员对审计单位的会计报表及其他经济资料进行检查和验证,确定其财务状况和经营成果的真实公允性、合法性,并出具证明性审计报告,为审计授权人或审计委托人提供确切的信息,并取信于社会公众。审计报告体现了审计的经济鉴证职能。

(三)经济评价职能

经济评价是指审计人员对被审计人的经济资料及经济活动进行审查,并依据相应的标准对所查明的事实作出分析和判断,肯定成绩,揭露矛盾,总结经验,从而改进工作,提高效益和效率的途径。审计人员对被审计人的内部控制系统是否健全、有效,各项经济资料是否真实可靠,以及各项资源的利用是否合理、有效等诸多方面所进行的评价,都可以作为提出改善管理的依据,在现代审计实务中,经济效益审计最能体现审计的经济评价职能。

四、审计的任务

审计的任务是国家根据审计的职能和我国社会经济状况,以及国家进行宏观调控的需要确定的。依照审计条例,我国社会主义审计的任务可以归纳为以下8个方面。

(一)对各级政府的财政、财务收支和财政决算进行审计监督

各级政府是各级财政的执行者,对他们进行审计监督,就是要审查是否如实

地执行各级人大批准的财政预算,积极地组织财政收入,合理地、节约地分配财政支出,作出的财政决算是否真实,有无虚伪。各级政府为进行其本职工作,需要国家拨付一定的经费,经费的使用是否正当,是否符合节约的原则,有无违反有关规定的经费支出等,这是审计的一项任务。

(二)对银行信贷计划的执行及其结果进行审计监督

银行信贷是国家动员资金和分配资金的一种形式,信贷平衡是稳定经济的主要条件,是宏观调控的主要手段。对银行信贷计划的执行及其结果进行审计时,要审查银行是否按计划扩大存款,贷款方向是否符合国家对宏观经济进行调整的有关方针政策,有无以贷款谋私等问题。

(三)对企事业单位的财务收支及经济效益进行审计监督

企事业单位进行经营活动和完成各自的工作任务,必然要发生财务收支,这些财务收支活动是社会资金运动的重要组成部分。企事业单位财务收支是否正常,不仅影响本身的经济活动和事业任务的完成,而且还影响着宏观经济的正常运行。对企事业单位财务收支进行审计监督,就是要对其以财务收支为主要形式的经济活动的合法性和效益性进行审查。

(四)对被审计单位国有资产的管理情况进行审计监督

国家行政机关、企事业单位的国有资产,是社会主义国家全体人民的财富,是这些部门完成其工作任务和进行经营活动不可缺少的物质条件。对国有资产管理情况进行审计,一方面要审查这些单位有无健全完整并能认真实施的管理制度,另一方面要审查这些财产是否安全完整,有无因管理不善造成的损失,有无化公为私和贪污盗窃等现象。对国有资产管理情况进行审计既是维护国家利益的需要,也是保证国家行政机关、企业事业单位正常工作的有力措施之一。

(五)对被审计单位的内部控制系统进行监督评价

健全完善的内部控制系统可以防止错误和弊端的发生,可以有助于提高经济效益和工作效率。对被审计单位的内部控制系统进行全面的审查评价,对其不健全、不完善、不合理之处提出改进意见,是建立和加强被审计单位内部自我约束机制,实现管理目标的重要途径。在审计工作中,首先对被审计单位的内部控制系统进行审查,有利于审计人员发现薄弱环节,以确定审计工作的重点和方向。

（六）对严重损害国家利益的违反财经法纪的行为进行专项审计

社会经济生活中，侵占国有资产、严重损失浪费、严重损害国家利益等行为，是发展生产力的一大障碍。它严重地败坏社会风气，破坏经济体制改革。坚决有力地打击这些行为是当前审计工作的主要任务，也是审计工作贯彻"调整经济结构，整顿经济秩序"方针的具体表现。

（七）对基本建设和更新改造投资项目的财务收支及其经济效益进行审计监督

基本建设和更新改造投资是社会扩大再生产的主要形式。为了保持国民经济持续、健康稳定的发展，扩大再生产的投资规模必须与国家的资源和各方面的能力相适应。改革开放以来，我国基本建设的规模一直在迅速扩大，监督有关单位压缩基建规模，调整投资结构，促进降低工程成本，缩短建设周期，提高投资效益是审计的任务之一。

（八）对国家专门规定的建设项目的财务收支及其使用效果进行审计监督

审计部门要对国家利用国际金融组织贷款的建设项目、联合国及其专门机构援建项目的财务收支以及资金使用效果进行审计监督。

卫生经济审计是一种行业审计，以上各项任务除第一、第二两项以外，均属卫生经济审计涉及的范围。依据上述原则，医院内部审计任务的具体内容如下。

（1）对医院贯彻执行国家财经法令、方针、政策、制度情况进行监督检查，维护财经纪律。

（2）对财务收支计划、经费预算、经济合同等的执行情况及其经济效益进行审查。

（3）对资金、财产的完整安全进行监督检查。

（4）对会计资料的真实、合法、正确、合规性进行审计，并签署意见。

（5）对严重违犯财经法规，严重损失浪费，以及损害国家经济利益的行为，进行专案审计。

（6）评价单位承包经营责任的履行情况。

（7）对内部控制系统的健全有效情况进行检查。

（8）对基本建设和更新改造投资工程的监督审计。

（9）对单位主管领导及主要负责人的离任及任期内经济责任审计。

（10）办理单位领导、上级内部审计机构交办的审计事项，配合国家审计机关对本部门、本单位进行的审计。

五、审计与会计的区别和联系

(一)审计与会计的区别

1.性质不同

会计属于经济管理范畴,是经济管理的一部分;审计属于经济监督范畴。虽然会计也具有监督职能,但是审计是对会计监督的再监督,是直接对最高统治者负责的监督系统。哪个时期审计从财务的管理中独立出来,其审计作用就大,经济秩序就好,如审计丧失其独立性,就失去了存在的意义。

2.对象范围不同

会计对象是以资金运动为表现形式的经济活动。审计对象不仅包括全部会计对象,还扩大到全部经营活动和管理活动,乃至宏观经济活动,都在它的监督视野之内。

3.地位不同

会计是行政机关、企事业单位之内的职能部门,它参与本单位的管理与决策,是会计资料及其所反映的经济业务的当事人。而审计是独立于被审计单位和部门之外,内部审计机构也不直接管理财产物质,只行使监督权。

4.审计与会计进行工作的依据不同

会计进行工作的依据是会计法、会计制度、会计原理和会计基本准则;审计的依据则是除上述会计依据外,还主要以宪法、审计法和一切有关财经法规,作为进行审计工作的依据。

(二)审计与会计的联系

1.审计与会计同属经济范畴

审计虽处于监督地位,但仅限于经济监督,与会计同属经济范畴。

2.审计和会计的根本目的一致

审计的根本职能是监督,会计的职能之一也是监督,它们都是通过对经济活动的监督,达到维护法纪,纠正弊端,保证国家财产的安全完整,提高经济效益的目的。

3.会计资料和会计行为是审计的主要对象

由于审计工作首先对会计资料的真实性和合法性进行审查,对会计工作形成一个经常性的监督,从而对会计行为有保证和促进作用。

4.会计原理和会计制度是审计的依据之一

审计在审查会计资料的正确性时,要以会计原理和会计制度为衡量标准。

第二节 医院内部审计概述

一、医院内部审计的概念

医院审计属单位内部审计,医院内部审计机构在本单位主要负责人的直接领导下独立行使内部审计监督权,对本单位负责并报告工作;业务上受上级审计机构的指导,并办理本单位领导和上级审计机构交办的审计事项,以及配合国家审计机关对本单位进行审计。

二、医院内部审计的特点

(一)审计对象的单一性和审计目的的内向性

审计对象是单一的,只能是本部门、本单位的经济活动,有助于内部审计人员深入了解情况,抓住主要矛盾。医院内部审计机构工作的主要目的在于促进医院经营管理和医院基本目标的实现,是为医院内部服务的,因而具有明显的内向性特征。

(二)工作的相对独立性

注册会计师审计具有比较强的独立性,因为作为审计主体的会计师事务所既独立于被审计单位又独立于委托人。医院内部审计机构虽然独立于被审计的部门,但它是医院内部的机构,是在本医院主要负责人的领导下进行的,因而其独立性具有明显的相对性。

(三)审查范围的广泛性

医院内部审计主要是为医院经营管理服务的,决定了内部审计的范围必然涉及医院内部财务收支、内部控制及医院经营管理活动的各方面。而且内部审计人员对本单位的情况比较熟悉,因而可以比外部审计更深入更细致地进行审查工作。

(四)审计实施的及时性和经常性

医院内部审计的目的是为了完善自我约束机制、建立健全内部控制制度、维护财经法纪、改善经营管理、提高社会效益和经济效益等,因此内部审计的重点是管理审计、经营审计和效益审计。同时,它可以随时发现问题,随时解决问题,所以它比外部审计更有条件进行事前、事中及事后审计。

(五)医院内部审计的局限性

要搞好内部审计,要求审计人员必须掌握执行审计工作所需要的各种专业知识及完成审计任务的技能。医院内部审计人员非专业出身的居多,素质普遍较低,难以胜任较复杂的审计任务,搞不好会流于形式。因此,必要时需请外部审计组织协助,不可简单从事,否则就失去了审计监督的严肃性和有效性。

三、医院内部审计的分类

医院内部审计按活动内容不同可分为 4 类。

(一)财务审计

财务审计指对财务报表(如资产负债表、现金流量表、损益表及内部报表等)进行的审计,对医院财务状况、经营管理成果、现金流量进行全面审计及针对财产物资、成本费用、债权债务、经营损益等实施单项审计,财务审计是医院内部审计最原始、最基本的内容。

(二)经济/社会效益审计

经济/社会效益审计指对医院重要事项的经济性、效率性、效果性按一定标准加以评价,确定提高效益(社会效益/经济效益)的差距和潜力。在现代市场竞争环境下,效益审计越来越受到重视,甚至发展成为内部审计的重要内容。

(三)内控系统评价

内控系统评价是指对医院内部控制系统设计的合理性、运用的有效性进行评价。

(四)经济责任审计

经济责任审计指对医院内部机构、人员在一定时期内从事的经济活动进行评价,以确定其经济业绩,明确其经济责任。在反腐倡廉的现阶段,医院内部审计的这项职能正发挥着重要作用。

四、医院内部审计的职能

(一)监督评价职能

监督评价是医院内部审计工作的传统职能,也是履行其他职能的基础。内部审计在履行监督职能的基础上以履行评价职能为首要内容。两者结合保证为实现医院目标所从事的一切经营管理活动合法、合规、合理、有效。在当前形势下，发挥内部审计的监督评价职能，强化源头防腐，对医院内部的廉政建设有重要意义。

(二)管理控制职能

医院内部审计是医院内部控制系统的一个重要组成部分，它能全面、独立、客观、权威地衡量和评价其他内部控制的适当性和有效性，是对其他控制的一种再控制，其管理功能超然于其他职能部门。

(三)服务咨询职能

内部审计旨在增加价值和改善组织的运营，医院内审工作通过行使监督评价和管理控制职能，其最终目的是帮助管理层改善控制、经营过程和风险管理，发现风险因素，挖掘增值潜力，保证医院以一种合法、有效(包括效率和效果)的运作方式实现其各项目标。因此，内部审计要本着"一审、二帮、三促进"的原则开展工作，把为被审单位服务的思想贯穿于审计全过程。

五、医院内部审计的作用

传统内部审计的作用主要是查错防弊，保护财产安全。而现代内部审计的作用则扩大到对外维护社会整体利益，维护财经法纪的遵循，对内当好组织机构的参谋，为提高经济效益发挥作用。

(一)防护性作用

建立健全有效的内部控制以提供合理的保证，避免因管理和控制的缺陷带来各项损失，揭露和制止已经发生和正在发生的贪污舞弊和欺诈行为。保证会计资料的真实、正确、及时、合理合法。因此，医院审计部门通过常规审计，对财务收支及经济运行情况进行监督，保证国有资产的安全、完整，可增加领导的法制观念，保证医院各项经济活动健康进行和资金的良性循环。

(二)建设性作用

审查评价医院管理和控制制度的健全和有效性及纰漏薄弱环节，解决存在的问题，完善内部控制制度，堵塞漏洞。针对医院控制系统的缺陷，提出符合成本效益原则并且切实可靠的控制措施，使其控制成本最低。推荐更有效、更经济的资源使用方法，帮助医院管理者优化资源配置，扩大业务范围，提高经济效益，增强医院的竞争能力。

六、医院内部审计机构和人员

根据原卫生部令第 51 号于 2006 年 6 月 13 日发布的《卫生系统内部审计工作规定》和《综合医院分级管理标准(试行草案)》要求,二、三级医院应设有与财务机构相平行的审计机构或者职级相应的专职审计人员,人员编制合理,具备执行审计工作所需要的各种专业知识及完成审计任务的技能,并保持相对稳定。

医院内部审计人员在本单位主要负责人直接领导下依法行使职权,受法律保护,任何人不得打击报复。坚持原则、实事求是、忠于职守、秉公办事、不滥用职权、不徇私舞弊、不泄露机密,是每个内部审计人员必须严格遵守的行为准则。

七、医院内部审计机构的任务

根据《综合医院分级管理标准(试行草案)》和《卫生系统内部审计工作规定》,医院内部审计机构的工作和应负的职责,主要有以下内容。

(1)对财务计划或预算的执行情况和决算进行审计监督。

(2)对财务收支及有关的经济活动实行经常性审计监督。

(3)对资金、财产的完整和安全进行监督检查。

(4)对内部控制制度的健全、有效及执行情况,进行监督检查。

(5)对卫生、科研、教育和各类援助等专项经费的管理和使用情况,进行审计监督。

(6)经常检查、评估资金和财产的使用效益,提出改进建议。

(7)经济责任审计。

(8)对建设项目的预(概)算和决算进行审计。

(9)对严重违反财经法纪的行为进行专案审计。

(10)贯彻执行国家审计法规,制定或参与研究本单位有关的规章制度。

(11)办理本单位领导和上级内部审计机构交办的审计事项,配合国家审计机关对本单位进行的审计。

八、医院内部审计机构的职权

根据审计署和国家卫生计生委有关规定,医院内部审计机构在其职务范围内的权力,主要是有以下几方面。

(1)要求被审计单位按时报送财务计划、预算、决算、会计报表,检查会计凭证、账簿、报表、决算、资金、财产,查阅有关的文件和资料。

(2)参加有关的会议。

(3)对审计中发现的问题,向有关单位和人员进行调查并索取证明材料。

(4)提出制止、纠正和处理违反财经法纪事项的意见,以及改进管理、提高效益的建议。

(5)对严重违反财经法纪和严重失职造成重大经济损失的人员,向领导提出追究其责任的建议。

(6)对阻挠、拒绝和破坏内部审计工作的,经领导批准,必要时可采取封存账册和资财等临时措施,并提出追究有关人员责任的建议。

(7)对审计工作中的重大事项,应向上级内部审计机构反映,或向国家审计机关反映。

第三节　医院审计程序和方法

一、医院内部审计程序

内部审计程序指内部审计工作从开始到结束的整个过程,包括审定审计计划、审查和评价审计资料、报告审计结果、进行后续审计。

根据审计署和国家卫生计生委关于内部审计工作的有关规定,医院内部审计工作的程序如下。

(1)根据上级部署和本单位的具体情况,拟订审计工作计划,报经本单位领导批准后,制订审计方案,进行审计工作。

(2)对审计中发现的问题,可随时向有关单位和人员提出改进意见,审计终了应做出审计报告,在征求被审计单位的意见后,报送本单位领导,重要的应同时报送上级内部审计机构。

(3)对重大审计事项作出的处理决定必须报经本单位领导批准;经批准的处理决定被审计单位必须执行。

(4)被审计单位对处理决定如有异议,可在15天内向本单位负责人或上级内部审计机构提出申诉;单位负责人和上级内部审计机构应在接到申诉30天内作出复审结论和决定。申诉期间原审计处理决定照常执行。

二、一般审计程序

一般审计程序是指审计组织进行审计活动时通常所采用的工作程序。一般可分为4个阶段。

(一)审计准备阶段

审计准备阶段是审计程序中的第一个阶段,即从确定审计项目起到抵达现场实施审计前的工作阶段。一般情况下,准备阶段的主要工作包括确定审计项目、制订审计工作计划、收集必要的资料、调查审计对象的情况、制订审计工作方案、委派审计人员、签发审计通知书等。

审计工作计划的主要内容包括审计的目标、审计的依据、审计的内容、审计的方法、审计工作的步骤、审计工作的日程安排、审计人员的具体分工、其他应注意的审计事项等。

审计工作方案是指确定了审计项目之后,审计小组按照审计工作计划所拟定的审计工具实施计划。审计工作方案包括主要内容、范围、方式、工作时间及编制的依据等。

审计通知书是指审计机关根据审计工作方案向被审计单位发出的书面通知,内容主要包括审计的内容、范围、方式、时间、要求和审计人员名单。

(二)审计实施阶段

审计实施阶段是审计程序中的第二个阶段,即从审计组织到达现场开始审查至审查完毕的工作阶段。实施阶段的基本步骤是:检查-取证-分析-评价。一般情况下,财务审计的主要工作包括以下内容。

(1)会见被审计单位领导,说明审计目的。

(2)由被审计单位负责人及有关职能部门介绍情况。

(3)集中审计资料。

(4)编制查账试算表。

(5)审查凭证账簿、报表,检查现金、实物,查阅有关的文件、资料,并向有关人员调查。

(6)根据审计目标对各项业务具体进行审查并做好审计记录。

(7)按审计工作底稿归纳的问题与被审计单位交换意见,以便进行总结报告。

(三)审计报告阶段

审计报告阶段是审计程序中的第三个阶段。审计实施阶段完毕,各项审计目标已经达到，便进入报告阶段。报告阶段的主要工作，是对审计过程中发现的问题、各种证明材料及有关资料进行综合分析，编写审计报告。审计报告草稿完成后应征求被审计单位意见，取得一致意见后编写正式报告，报送委派领导。被审计单位如有不同意见，应在报告中说明。

审计报告的主要内容包括被审计单位(审计项目)、审计范围和内容、审计中发现的问题、评价和结论、处理意见和建议。审计报告必须附有证明材料和有关资料，对问题定性要准确，提出的处理意见要适当。

(四)审计后续阶段

审计后续阶段是审计程序中的最后阶段。审计机构在做出审计报告和决定后，为考察被审计单位的执行情况和审计效果，相隔一段时间应进行后续审计检查。一般情况下，后续阶段的主要工作包括以下内容。

(1)检查审计决定的执行情况。

(2)考察审计效果。

(3)进一步解决存在的问题，落实各项措施。

(4)发现和弥补原来审计中的不足和错误。

(5)根据新的情况提出新的建议和措施，扩大审计效果。

三、医院内部审计的方法

审计方法是指收集审计证据，达到审计目的的手段。按审查程序可分为顺查法和逆查法；按审查范围可分为详查法和抽查法。在具体审查过程中，还可根据需要运用审计的各种技术方法，包括复核法、核对法、审阅法、盘点法、调查法和分析法等。

随着管理审计和经济效益审计的发展，审计分析的内容和方法有了新的变化。分析的内容除了传统的财务审计分析的内容以外，又增加了对计划、方案的可行性分析，计划、方案执行情况的分析，经营成果和经济效益的分析，长期投资及其效益的分析，重大事故、决策失误等经济损失的分析，以及生产、经营管理过程中的经济效果、效率的分析等新的内容。分析的方法除了传统的财务分析外，还大量地应用现代化企业管理中的数量经济分析方法和经济活动分析方法，以及管理会计中的各种分析方法，如本量利分析、成本效益分析等。

第四节　审计证据和审计工作底稿

一、审计证据

(一)审计证据的概念

审计证据是审计人员为表明审计意见而在审计过程中获取的证明被审计单位经济活动及经济资料的真实性、合性法和有效性的一系列事实和资料。

(二)审计证据的作用

(1)审计证据是编制审计报告、作出审计结论和审计决定的重要依据。

(2)审计证据是支持审计意见的依据。

(3)审计证据是解除和肯定行为人经济责任和法律责任的依据。

(4)审计证据是审计小组负责人控制审计工作质量的依据。

(三)审计证据的内容

(1)被审计单位的会计凭证、账簿、报表等资料。

(2)被审计单位的现金、材料、药品、固定资产等实物财产的盘点资料。

(3)各单位邮来的各种对账单据,诸如银行存款对账单、往来款项对账单等。

(4)对外调查的各种资料和证明材料。

(5)社会各界人士检举揭发的材料。

(6)被审计单位登记的各种辅助记录。

(7)被审计单位领导的有关正式谈话记录。

(8)被审计单位的有关会议记录。

(9)内部控制制度的测试记录。

(10)其他记录和资料。

(四)审计证据的收集方法

收集审计证据是审计人员的一项重要工作。审计人员在审计工作过程中,必须按照审计程序,采取各种方法收集能证明审计项目的各种证据。

(1)向被审计单位索取有关资料。

(2)通过参加实地盘点收取证据。

(3)通过做好观察、面询、函询等调查工作获取证据。

（4）抽查会计记录。

（5）对不能取得原始证据的可采用现代技术将原始证据进行复印、照相、录音、录像，这样能保证原始证据的原貌，使其具有与原始证据相同的作用。

二、审计工作底稿

(一)审计工作底稿的概念

审计工作底稿有广义和狭义之分。广义的审计工作底稿是指审计人员的一切记录，包括审计计划、审计档案、目录、索引在内的所有记录。狭义的审计工作底稿是指审计人员为了编制审计报告，在审计实施阶段中完成一系列工作的记录的总称，包括审计实施阶段中审计人员自己编写的各种文件、记录，以及从被审计单位和其他地方取得的各种资料和证据等所做的记录。

(二)审计工作底稿的作用

（1）在审计准备阶段，它可为编制审计计划与审计方案提供重要参考资料。

（2）在审计实施阶段，它可为组织及协调审计工作提供资料。

（3）审计工作底稿是编制审计报告的基础，所以审计报告的结论是以审计工作底稿作为佐证和说明的。

（4）审计结束后，审计工作底稿能够提供永久性的历史记录。

(三)审计工作底稿应具备的条件

（1）内容完整、精练。

（2）每份审计工作底稿必须有事实和审计意见两部分。

（3）力求清晰、易懂。

（4）格式设计必须适用、合理。

第五节　审计报告和审计档案

一、审计报告

(一)审计报告的概念

审计报告是审计人员对被审计单位经济活动，包括财务情况、经济效益和遵

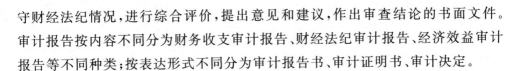

守财经法纪情况,进行综合评价,提出意见和建议,作出审查结论的书面文件。审计报告按内容不同分为财务收支审计报告、财经法纪审计报告、经济效益审计报告等不同种类;按表达形式不同分为审计报告书、审计证明书、审计决定。

(二)审计报告的总体结构

1.标题

标题一般包括被审计单位名称、审计内容、审计范围等,如《关于××医院2005年度财务收支的审计报告》。

2.正文

报告表述的基本内容。

3.结尾

结尾即落款,包括编写审计报告主体的名称和写作时间或通过时间。如为审计小组编写,还要注明审计小组全体成员的姓名,并由组长签字或盖章。单位撰写的审计报告,要加盖公章。

(三)审计报告的基本内容

不同种类的审计报告,内容有区别。

1.财务收支审计报告

简式的主要包括审计范围、审计依据、审计过程和审计意见4部分内容;详式的一般包括审计概况、主要问题、处理意见、改进建议和审计附件5部分内容。

2.财经法纪审计报告

财经法纪审计报告一般包括审计过程、审计事实、审计结论和审计附件4部分内容。

3.经济效益审计报告

经济效益审计报告一般包括基本评价、主要经验、存在问题和改进建议4部分内容。

(四)审计报告的编制程序

审计报告的编写过程一般分以下几个步骤。

1.整理材料,问题归类

从着手编写审计报告开始,先把所掌握的情况、资料、审出的问题、分析、研究的结果等进行整理,然后按具体的问题归类为经济、技术、管理及其他等方面。

2.精选材料,确定重点

对整理好的材料和已归类的问题进行去伪存真、去粗取精、由此及彼、由表及里的分析、研究、讨论及筛选,确定重点问题和要纳入报告的资料。

3.复查数据,拟定提纲

对已确定的重点问题及有关资料要进行复查,以保证数据的可靠性和问题的真实性。然后拟定审计报告提纲,简要地列出报告的内容。

4.选材构思,撰写报告

根据拟定的审计报告提纲,对有关方面的材料进行挑选,选取有针对性的、最能说明问题的、最有说服力的有关资料,构思如何撰写,怎样写好。可一人写,也可分头写,最后由一人统稿。

5.征求意见,定稿上报

审计报告写完后,不能马上上报,要征求被审计单位的意见。被审单位可以口头或书面的形式,对审计报告中有异议的地方与审计小组商议。如果被审计单位的意见是合理的,应予以采纳并修改报告;如果被审计单位的意见与审计报告意见不一致,而审计人员经过复议或复审,认为报告的内容是正确的,则可在报告后加注说明。经过征求意见,酌情修改后,方可报送审计机构有关领导审阅定稿,再将审计报告打印报出。

二、审计档案

(一)审计档案的概念

审计档案是国家审计机关、内部审计机构和社会审计组织在进行审计活动中直接形成的、具有保存价值的、各种形式的历史记录。

(二)审计档案归档文件材料的范围

凡记录和反映审计机关在履行审计职能活动中直接形成的文件、电报、信函、凭证、笔录的原件及其复印件,照片、音像磁带,以及与审计事项有关的其他文件材料,均应收集齐全,立卷归档。

(三)审计档案的立卷原则

审计档案立卷工作,实行谁审计谁立卷,边审计边收集整理,审结卷成的原则。立卷归档工作应列入项目审计计划,由审计组指定专人负责文件材料的收集、整理和立卷工作,做到边审计、边收集整理、审结卷成。

同时,还要认真贯彻审计监督和行政管理两类文件材料分开立卷的原则,一般不得将两类文件材料混合立卷或在审计案卷与文书案卷中重复立卷,以保证审计档案的完整性、系统性和便于利用。

(四)审计档案的立卷组合方法

审计文件材料立卷,采用按职能分类、按项目立卷、按单元排列的方法。

1.按职能分类

按职能分类就是立卷时,先划清审计监督和行政管理活动所形成的两种不同文件材料之间的界限,分别按各自的要求立卷。

2.按项目立卷

按项目立卷就是对应立卷归档的文件材料,根据审计项目的不同情况和便于管理的需要,采用不同的方法立卷,例如:专案审计,以项目为单位进行立卷;定期审计,按被审计单位和年度立卷;审计调查,按专题立卷;承包经营责任审计,按单位、人名和审计年度分别立卷。

3.按单元排列

按单元排列就是卷内文件的排列顺序,一般采用单元排列法。即将需立卷归档的文件材料先分为 3 个单元,第一单元是结论性文件材料,逆审计程序结合重要程序排列;第二单元是证明性文件材料,按其所证明的审计报告所列问题的先后次序排列;第三单元是立项性文件材料,按文件产生的先后顺序排列。卷内各类文件排列时一般批复在前,请示在后;正件在前,附件在后;印件在前,定稿在后;定稿在前,修改稿在后。

上年度的审计文件材料立卷后,应于本年 6 月底以前向机关档案室移交,统一保管。

第六节　内部控制制度及其评审

一、内部控制制度的意义和作用

(一)内部控制制度的意义

内部控制是任何组织管理系统中不可缺少的组织部分。最初的内部控制表现形式主要是内部牵制,是通过会计工作的责任分工、账钱物分管、审批手续、复核制度等方面进行控制,其目的在于查错防弊,以保证财产的安全和会计资料的正确。随着经济的发展和各种现代化科学管理方法的采用,内部牵制的范围逐渐从会计方面扩展到管理的各个方面。内部控制制度的任务就是控制企事业单位一切经济活动要严格遵照预定的管理目标进行,以保证管理的不断完善及效益的提高。

内部控制制度一般归为两大类:一类是财务会计的内部控制制度,另一类是管理的内部控制制度,或称为行政内部控制制度。财务会计的内部控制制度是保护财产安全、完整和会计记录可靠性的有关组织、计划、程序和方法。管理的内部控制制度是经营管理的有关程序和方法。

(二)内部控制制度的作用

作为企事业自我约束机制的内部控制,是对经济活动进行组织、制约、考核和调节的重要工具,其作用体现在以下几个方面。

1.保护财产物资的安全完整和有效使用

财产物资是企事业单位正常运转不可缺少的物质条件。建立了良好的内部控制系统,就可以通过对财产物资的验收、保管、领用、清查、记录等环节的控制,来防止损失浪费,提高使用效率。

2.保持会计及其信息资料的正确可靠

会计记录及其他业务记录等资料,是企事业内部决策和与外部关系决策的重要依据,这些材料是否真实、准确、可靠,不仅影响到决策部门能否对各种经济活动进行有效的控制和调节,还将影响到未来决策的合理性和正确性。如果单位建立了一套行之有效的内部控制制度,就可以通过对会计处理程序各环节实行标准化控制,减少错弊的发生,提高会计及其他信息资料的可信度,从而为决策者制定决策提供真实可靠的依据。

3.促进工作效率的提高和经营管理目标的实现

内部控制系统通过实施职责的分工、工作程序、传递流程、手续制度等手段,确保了组织内部各个职能部门各司其职,又互相协调和制约,避免了工作有误时责任不清、互相推诿的现象。一个良好的内部控制系统可以有效地控制业务流程的秩序,提高工作效率,促进管理目标的实现。

4.促进贯彻执行国家的各项政策、法规

企事业单位必须自觉地接受国家的控制,必须自觉地遵守国家颁布的一整套的财经法规和财务会计制度。内部控制系统通过建立自我约束机制,为促进企事业单位在实现自我完善的同时,贯彻执行国家为保证经济有序运动而颁布的政策和法规。

5.为实行制度基础审计,提供了必要的条件

制度基础审计是以内部控制系统的评价为基础,并且大量运用统计抽样的方法,据以得到审计结论的一种审计模式,其目的是在提高审计工作效率的同时,确保审计结论达到所需求的可靠水平。只有建立了良好的内部控制系统,才有可能提高会计资料及其经济信息的准确程度,并提高各种业务活动的合理合法程度。健全有效的内部控制系统,为实现建立在抽样审计方法上的制度审计提供了可能和必要的条件。

二、内部控制制度的评审

(一)内部控制评审的意义

对内部控制系统进行评审,是现代审计区别于传统审计的重要标志之一。传统的审计工作多采用详查法,对被审计单位的全部账目和账表逐一进行全面审计。这种方法能使审计结论有充足的证据,但因重复会计人员的工作,需要耗费大量的人力、物力和时间,会导致审计成本上升,而审计效率很低。如用抽样审计途径,固然可减少审计工作量,但如抽查样本缺乏科学依据,就可能导致审计结论出现偏差。因此抽样审计导致了审计风险的增加。审计实践证明,一个单位提供的会计资料和其他经济信息的真实完整与否,与是否存在着良好的内部控制系统且得到有效执行的关系极为密切。如果内部控制系统比较健全且有效,则经济活动及其信息资料可靠程度就高,反之发生错弊的情况就多,可靠程度就低。内部控制系统评审是审计人员用来确定审计程序的重要依据。根据对内部控制系统审查和评价的结果,来决定审计工作的内容、范围、抽样规模和审计实施方案,可以弥补采取抽样审计方法的不足。这种建立在内部控制系统的审查和评价基础上的审计,称为"制度基础审计"。

(二)内部控制评审的方法和内容

对内部控制系统进行评审,就是对内部控制系统是否健全、有效来进行审查和评价。

1.对内部控制系统进行健全性测试

健全性测试是通过对被审计单位内部控制系统进行调查和描述,来测试其现行的控制环节和措施是否符合理想的控制模式,并以此作为对内部控制系统初步评价的依据。内部控制系统需要调查的内容有控制环境、会计制度和控制程序。调查所用的方法主要有:查阅被审计单位有关的规章制度、方针政策等文

件,查看组织机构系统图,审阅前期审计档案,与有关人员座谈、询问及实地观察等。

2.对内部控制系统进行初步评价

审计人员对内部控制系统进行健全性测试之后,要对其可信赖程度作出初步评价,并以此确定是否需要进行符合性测试。初评的内容主要包括内部控制系统的健全性和完整性与合理性两个方面。

关于健全性和完整性的评价,主要是评价应有的控制环节是否设置齐全。一是要分析在内部控制系统的关键点上是否都建立了强有力的内部控制,二是要分析内部控制系统是否存在薄弱环节。

关于合理性的评价,是分析内部控制系统的布局是否合理,有无多余的和不必要的控制,有无把一般控制点误作为关键控制部位;控制职能是否划分清楚;人员间的分工和牵制是否恰当,而且要考虑内部控制的成本和效率情况。

经过初步评价,如果认为内部控制系统正常,可以作为实质性测试抽查的依据,这时即可进入符合性测试阶段,如果认为存在以下两种情况,应停止符合性测试而转入实质性测试。

(1)被审计单位内部控制系统有限且不严密,不能信赖,进行符合性测试是不必要的。

(2)因采用内部控制系统评审所减少的实质性测试的工作量,小于进行必要的符合性测试的工作量,进行符合性测试是不经济的。

(三)对内部控制系统进行符合性测试

符合性测试是对内部控制系统的实施情况和有效性进行的测试,是为正确评价内部控制系统可靠性的需要而产生的符合性测试的目的,是判明各项控制措施是否都真实地存在于各项管理之中;各职能部门是否都始终如一地遵守了控制系统所规定的全部要求,遵循程度如何,有无失控和不完善之处。

符合性测试有两种方式:一种是业务程序测试,即选择若干具体的典型业务,沿着既定的处理程序进行检查,考察有关的控制点是否符合规定,并认真执行,判断各项控制措施的遵循情况,即纵向的测试。另一种是功能测试,即针对某项控制的某个控制环节,选择若干时期的同类业务进行检查,查明该控制环节的处理程序,在被审计期内是否按规定发挥了作用,这种测试是一种横向的符合性测试。

审计人员对内部控制系统进行符合性测试就是要根据收集到的证据,确定控制系统可信赖的程度,以及存在的薄弱环节和缺陷,同时对内部控制系统的风险水平作出评价,并据此确定实质性测试的范围和重点。所谓内部控制系统的风险水平,是指被审计单位的内部控制系统不能发现或防止重大错弊的可能性的高低。它与内部控制系统的可信赖程度呈反比例关系。高信赖程度表明内控系统健全且执行情况良好,差错率低;中信赖程度表明内控系统比较健全,但存在一定的薄弱环节或缺陷,会有一定程度的差错,所以审计人员应有保留地信赖该单位的内部控制,扩大实质性测试的深度和广度,增加会计资料检查的数量和范围;低信赖程度表明内部控制系统设置极不健全,或设置较良好,但未有效执行,从而导致严重失控,差错发生率很高,所以审计人员无法信赖单位的内部控制,要对经济业务、会计报表项目实施较详细的实质性测试,以获得审计结论的足够证据。

第七节 医院经济效益审计及经济责任审计

一、医院经济效益审计

经济效益是指经济活动中投入和产出的比例关系,投入指资源的耗用,产出指收益。医疗卫生工作的经济效益是指合理利用有限的卫生资源,为社会提供优质、高效、低耗适宜的卫生保健服务,从而提高人民的健康水平,促进社会经济的发展。

医院的经济效益审计是指由国家审计机关和卫生系统内部审计机构或审计人员,依据一定的审计标准,就被审计单位的经营管理活动的经济性、效益性和效果性进行审查、测算和评价,以帮助挖掘潜力,努力促进经济效益的提高。

(一)医院经济效益审计的内容

经济效益审计的内容主要包括两方面:即对被审计单位的经营业务的审查和对其管理制度、方法、组织、机构的审查。

1.业务经营审计

审查医院的人、财、物是否在政策允许的范围内充分开发并节约利用,即达到增收节支的目的。

2.管理审计

审查和评价医院管理的素质和水平。其中包括对医院的管理制度、成本核算、奖惩机制等各方面制度的完善程度和执行情况进行审计和评价,发现薄弱环节,提出改进工作意见,促进提高管理效率。

(二)医院经济效益的评价指标

医院经济效益的评价指标是判断、衡量、评价业务经营活动成果的具体尺度,这些具体指标构成了经济效益评价指标体系。

1.经济效益审计应遵循的原则

(1)以宏观经济效益指导微观经济效益的原则。

(2)坚持经济效益与社会效益统一的原则。

(3)坚持当前的经济效益与长远的经济效益统一的原则。

2.医疗成果类指标

(1)平均日门急诊人次=门急诊总人次/日历天数

(2)平均住院日=治愈患者住院总天数/治愈患者数

(3)每门诊人次收入=(门诊医疗收入+门诊药品收入)/总门诊人次

(4)每床日收入=(住院医疗收入+住院药品收入)/实际占用床日

(5)病床使用率=实际占用床日数/实际开放床日数×100%

(6)病床周转次数=出院人数/实际开放床位数

3.医疗效益指标

(1)每床位占用固定资产=固定资产总值/实际开放床位数

(2)百元固定资产创业务收入=业务收入合计/固定资产总值×100

(3)百元卫生材料支出的医务收入水平=医务收入/卫生材料支出×100

(4)药品加成率=(药品收入-药品费)/药品费×100%

(5)预算补贴率=差额预算补助/收入合计×100%

(6)经费自给率=收入合计/支出合计×100%

(7)增收节支率=结余/支出×100%

4.劳动效率指标

(1)人均工作量=(实际占用床日×3+总门诊人次)/职工人数

(2)每职工创业务收入=业务收入/职工人数

(3)人均结余额=结余/职工人数

(4)周转金周转次数=(医疗收入+药品收入)/周转金

5.医疗工作质量指标

(1)入出院诊断符合率=入出院诊断出院诊断符合例数/(出院患者数-入院疑诊例)

（2）手术前后诊断符合率＝手术前后诊断符合例数/（术后出院患者数－术前疑诊例）

（3）治愈率＝治愈患者数/出院患者数×100％

（4）好转率＝疾病好转人数/出院患者数×100％

（5）入院 3 日确诊率＝入院 3 日已确诊患者数/（出院患者数－出院疑诊人数）

（6）危重患者抢救成功率＝危重患者抢救成功总例数/危重患者抢救总例数×100％

（7）陪护率＝期内陪护人数/期内住院人数×100％

以上是医院经营管理综合经济效益审计，是以当年数据为基础的比率分析，如对医院进行多年度审计，还应进行年度间的定基比率和环基比率的计算与分析，借以评价医院业务经营活动的发展趋势。另外，专项审计中还要涉及一些专项指标，如投资效益审计：投资回收期、年平均报酬率、固定资产投资收益率；人力资源利用效果审计：人均工作量、人均业务收入、人员经费占支出的比例；设备利用效果审计：设备使用率、设备利用率、设备投资回收期等。

二、医院经济责任审计

（一）医院经济责任审计的内容和范围

随着卫生改革的深入发展，医院的经营机制发生了深刻变化，院长负责制、综合目标责任制的实行使医院的经营权、自主权逐步扩大，承包、租赁、横向联合、投资、协作等各种经营方式使经营者在国家、医院、职工个人三者的利益关系上产生了新的经济责任关系。医院经济责任审计就是随着卫生改革的发展需要对医院或医院内部部门经营者的直接或间接经济责任进行综合性审计，以保证医院经济活动的健康发展。

1.医院经济责任审计的内容

（1）经济责任确立前的基础审计：医院与经营者或医院与部门的责、权、利经济责任关系，必须采取法律手段的契约形式以经济合同加以确定。审计需要审查合同签订的原则是否符合政策，是否维护了医院的根本利益，合同条款是否符合《中华人民共和国经济合同法》要求，并作出独立的、客观的评价。

（2）经济责任过程中的阶段审计：审计被审计单位、部门及经济业务负责人在管理执行经济承包或其他合同中，是否认真履行经济责任，对其经营业务的真实性、合法性、有效性进行监督评价。

（3）经济责任终结审计：在各种经济合同期限届满，审查合同执行情况，是否完成约定的承包任务，实现预期的经济效益，履行应有的经济责任，以及兑现合同的方案，作出评价和鉴证。

2.医院经济责任审计的范围

（1）承包经营责任制审计：院长及经济责任人离任审计、届中责任审计、医院内部的部门承包审计等。

（2）经济合同审计：基建工程包工合同、设备购置投资合同、横向联合协作合同等。

（二）医院承包审计

医院承包是国家通过合同形式把经营权交给医院，医院在国家政策、法规指导和合同的约束下进行医疗活动的一种经济形式。承包后医院的经营自主权不断扩大，具有相对独立的经济利益。为了保证国家和人民的根本利益不受侵害，并维护医院内部合法的经济利益，需要加强审计监督。医院承包审计包括基础审计、经营期中的阶段审计、终结离任审计。

1.基础审计

基础审计是承包经营的事前审计，首先要对被承包单位的资产进行核实、确认，必要时须经会计师事务所进行资产评估，以保护医院资产价值合理性。其次，要认真审计承包合同的条款，确保医院合法权益。

2.经营期中的阶段审计

阶段审计是指对承包合同执行情况和完成能力的审计，目的在于监督合同的履行，及时发现存在的问题和偏差，制止违纪行为，保证承包目标的顺利完成。要审查管理目标的阶段完成情况，并对指标的真实性、正确性进行核实。审查财务收支、费用核算、资金周转的情况，确保医院经营成果的可靠性，避免违反国家财经纪律的问题发生。评价核实财产物资状况及固定资产的保值增值情况。审计承包的协调机制、激励机制、约束机制所发挥的作用，保证承包的顺利进行。

3.终结离任审计

医院承包人合同到期，要对承包合同的完成情况进行审计。考核经营成果，落实经济责任，评价工作业绩。同时做好资产的核实工作，往来账项的清理、债权债务的确认工作，为下一任承包或经营者提供可靠承包依据。审计应包括：审查、评价和鉴证承包任务的完成情况，财务成果的确认；审查、评价承包或任职期各项医疗技术、质量指标的实现情况；审计、评价医院的发展和职工集体福利的提高；审查、鉴证医院承包后资产的完整及增值情况的可靠性；监督、核实承包双

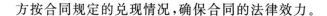

方按合同规定的兑现情况,确保合同的法律效力。

(三)医院内部承包的审计

随着改革的深入,医院搞了不同形式的内部承包,如独立核算、自负盈亏的各类服务公司、药厂、招待所;后勤承包的食堂、汽车队、洗衣房以及与外单位联合经营等,但由于医院长期以来在计划经济的影响下过多地注重社会效益,缺乏经营意识,导致会出现一些决策失误,成本核算不实,税金核算不准等问题,造成经营不力,因此,必须加强对上述部门的审计工作。

1.对独立核算、自负盈亏的各类服务公司及部门的审计内容

(1)承包责任制应明确所有权与经营权的分离,承包人具有经营管理自主权,实行厂长(经理)负责制。

(2)独立核算、自负盈亏的各类公司(厂所)应具有法人资格及独立经营执照,在经营范围内开展合法经营活动。

(3)按照国家财经法纪规定,建立、健全财务管理制度及内部控制制度,依法纳税,并保证资金的安全、完整。

(4)承包者应对国有财产的维护和增值负责,无权任意处置固定资产。

(5)承包合同的签定,要维护双方的责、权、利,要防止包盈不包亏,重分配,轻积累的短期行为,并要签定违约责任,保障国家利益不受侵害。

(6)审查评价效益实现情况及职工劳动所得与劳动成果的关系。

(7)审计发现问题及提出的建议在征求被审计部门意见后,及时向主管领导汇报。

2.对后勤承包的审计

(1)对食堂承包审计:内部食堂的服务对象是医院职工、住院患者,因此不应有较大盈利。审计内容包括原材料的购进、发出及结存手续是否健全,对票据的合法合规、真实准确性进行审查;对食堂伙食成本核算的合理性、准确性进行审查;对伙食收入的真实性、准确性、完整性进行审查,以及审查内部饭票及现金是否全部入账;对承包合同兑现的合理性进行审查。

(2)对其他后勤承包的审计:注意业务量的原始记录是否健全,做到考核有据。是否建立了岗位责任制及内部控制制度,考核标准是否合理、可行,同时还要向服务对象了解情况,以评价其业务成果。

(3)对于横向联合的审计,应侧重评价联合实施的可行性。审查收入的真实、完整及双方利益分配是否合理。

(四)经济合同的审计

经济合同是医院与社会交往的纽带。经济合同是法人之间为实现一定的经济目的,明确相互权利义务关系的协议。经济合同审计就是国家审计机关或部门单位内部审计机构,依照《中华人民共和国经济合同法》对经济合同的签订、执行、变更、解除进行监督的一种审计。医院经过经济合同审计,有利于保护医院的合法经济利益,避免经济损失。经济合同审计的主要内容如下。

(1)审查经济合同的签订是否坚持平等互利的原则,查明签约双方是否符合签约资格及履行合同的能力。签订的经济活动是否符合国家政策要求和法律规定。

(2)审查经济合同的完整性、正确性。标的、数量、质量是否明确,价款、酬金是否合理,合同履行期限、地点和方式是否明确,对于违反经济合同应负的责任,是否有明确的规定。

(3)审查经济合同履行情况及其效益。

第八节　医院专项审计

一、医院货币资金的审计

医院货币资金审计是指对库存现金、银行存款、外币、挂号处、收费处、住院处等资金的审查监督。在医院为患者服务的过程中,必须保持一定数额的货币资金,这会引起很多货币资金的收付业务,通过对货币资金的审计,揭示在货币资金管理方面存在的问题,能促使医院正确地核算货币资金,真实地反映货币资金的收支和结存情况,认真执行国家有关货币资金的制度规定,保护货币资金的安全完整。

审计人员审查医院货币资金的目的主要是证实货币资金余额的真实存在性、完整性,有无虚列和故意漏记;证实货币资金收、付业务的合法性,有无按照国家有关制度规定,是否超范围、超标准收费;证实货币资金业务计算和账务处理的正确性,是否按医院会计制度规定,正确计入相应账户中。

(一)内部控制系统测试

审计人员应通过询问、观察、阅读被审计单位的规章制度等方式,调查了解

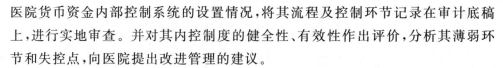

医院货币资金内部控制系统的设置情况,将其流程及控制环节记录在审计底稿上,进行实地审查。并对其内控制度的健全性、有效性作出评价,分析其薄弱环节和失控点,向医院提出改进管理的建议。

1.不相容职务的划分

任何一项货币资金业务处理过程,都必须由几个人分别做,以达到相互制约的目的。有些职务是不相容职务,如登记现金日记账和银行存款日记账与核对银行账工作,支票保管与印章保管工作等必须分离。

2.审批授权手续

货币资金各项业务,都必须由部门或单位负责人审查批准、签字盖章以示授权后方可办理。各级领导的权限,要有明确的制度规定,审计人员要验证货币资金支出的审批签章人是否符合授权的层次和范围。如需领用支票,应在支票登记簿及支票存根上签字。

3.审核制度

办理各项货币资金收付业务和进行账务处理时,都必须经过严格的审核。要设凭证审核员,在办理货币资金收付业务时,审核原始凭证的真实性、合法性;进行账务处理时,审核记账凭证的正确性、完整性,审核后要签字盖章。

4.及时入账及定期对账制度

出纳员应根据审核后的原始凭证所编制的记账凭证,及时登记现金日记账和银行存款日记账,做到日清月结。会计与出纳员应定期核对日记账和总账,保证账账一致;主管会计要定期与银行对账,编制银行存款调节表,保证医院银行存款账与银行账相符;财务负责人应定期或不定期地检查库存现金,保证账实相符。

5.货币资金安全的管理

为保证货币资金的安全,医院内部的现金收付应尽可能集中办理,要限制出纳员以外的其他人接近现金,收到现金后应及时解缴银行。

(二)实质性审查

1.库存现金的清查

对库存现金的清查一般采用实地突然式盘点进行审查。首先由出纳员将全部现金放入保险柜封存,结出当日现金账余额,填写"现金余额表"后,应在会计主管人员和审计人员在场的情况下,由出纳员自点,审计人员只是监盘。要注意有无利用借条或收据抵库现象。清点后填制"库存现金清点表",需被审计部门出纳员、主管会计、审计人员共同签字,确认盘点数额,作为审计工作底稿。

2.现金收付业务的审查

审计人员应抽查至少 1～2 个月的现金日记账,审阅现金日记账摘要栏,看现金收付业务是否合法,有无超出结算规定的范围;审阅现金日记账金额栏,看现金收付金额是否过大,有无超过国家规定限额;审阅现金日记账余额,看是否超过银行审批的备用金限额;审查有无收入现金未解缴银行而直接用于支出的坐支现象。

3.银行存款的审查

审查银行存款的重要业务,审阅银行存款日记账的摘要栏和金额栏,验证经济业务发生的合法性,是否存在出借银行账号现象,有无套取现金的情况;抽查与银行存款有关的往来账户,查明有无进行非法及贪污的情况。审查银行存款账目余额,核对银行存款调节表,核实银行存款与对账单是否一致。

4.外币业务的审查

审查外币业务应首先检查医院外币业务是否有完备的账务记录与有关部门的批准文件,是否存在收支不入账行为,即真实性;核对原始凭证及外汇收支明细账,审查有无套汇、逃汇等违法行为,即合法性;审查外币折算及汇兑损益计算的正确性。

二、医院库存物资审计

库存物资是指医院在开展业务活动及其他活动中为耗用而储存的资产,包括材料、燃料、包装物和低值易耗品等,是医院流动资产的重要组成部分。《医院财务制度》规定按照"库存物资要按照计划采购,定额定量供应"的办法进行管理。加强对库存物资的审查,控制材料消耗、降低费用、减少浪费,是医院加强经济管理必不可少的手段。

审计人员审查医院库存物资的目的主要是确认库存物资的真实存在性、完整性,有无虚列和漏列库存物资,财务报表反映不完整的情况;查明库存物资的所有权是否属于本医院;证实库存物资计价、分类和账务处理的正确性。

(一)内部控制系统测试

审计人员应通过查阅医院关于物资采购、保管、领用等方面的规章制度,实地考察采购部门、仓库及财会部门的库存物资管理流程,了解内控制度的建立和执行情况。

1.明确职责分工

库存物资控制系统中的采购、验收、保管、发货、盘存等职责都应有明确的分工,并建立健全岗位责任制。采购与验收、采购与保管等职务必须分离,不可由同一人担任。审计人员查看岗位责任制、出入库单及验收单,确认不同岗位的分工负责及相互牵制情况是否有效。

2.实行授权管理

医院的库存物资无论是购入还是发出,都必须经过层层授权,经过严格的批准手续才可办理。如库存物资的领用应由每个使用科室固定人员办理,采购应由管理科室按照采购计划统一购买。审计人员应查看审批范围与手续是否符合制度规定。

3.健全验收、保管与出库手续

库存物资的收、存、发过程要有严格的审核、计量、验收等完备手续,及时进行账务处理,保证正确反映库存物资的实际情况。审计人员应观察管理制度的落实情况,库存明细账及出入库手续是否健全,账、卡是否及时登记。

4.定期盘点与稽核

医院库存物资要合理确定储备定额,定期进行盘点,年终必须进行全面盘点清查。定期盘点的工作应由物资管理部门组织实施。同时应坚持定期稽核,财务部门的明细账、总账要与仓库的明细账、卡片核对,保证账账、账卡的一致。审计人员应抽查若干月份的盘点记录,确认盘点结果与账面余额的一致性。

(二)实质性审查

库存物资的审查主要应从其收、存、发,即采购、保管、领用 3 个方面进行审查。

1.**库存物资采购的审查**

审查订货合同确定合同的合法性,是否有法人资格,内容是否合法;合同条款是否明确,审查合同的规范性;计算的正确性。审查验收和入库的手续是否齐全,数量及质量问题的账务处理是否正确。审查库存物资采购成本核算的合法性、准确性;账务处理的及时性、正确性。

2.**库存物资保管的审查**

审查库存物资的具体方法是盘点。可抽查盘点记录并结合实地盘查部分实物,以确认物资的存在性、完整性;鉴别其所有权,对于产权不明确的应加以必要的询证和核实;将实物与库存物资明细账核对,证实账实是否相符,如出现不符,应作出盘盈、盘亏记录;库存物资盘盈、盘亏的账务处理要按照《医院会计制度》执行;查验库存物资质量,有无过期、失效、损毁或材质下降的物资,造成库存物资价值不实。

3.库存物资领用的审查

审查各项领用制度是否健全,是否有效执行,使用科室有无专人负责领用,对丢失、损坏物品有无赔偿、处罚制度;领用的一次性物品、消耗物品是否与科室二级核算结合,控制超计划使用。

三、医院药品及在加工材料审计

药品是医院为了开展正常医疗业务工作,用于诊断、治疗疾病的特殊商品。药品的消耗占医院各种消耗的比重很大,药品的储备与周转是医院资金运动的重要组成部分,所以药品资金管理工作的成效直接关系到医院的社会效益和经济效益,加强药品的进销存管理是医院经济管理的重点,也是审计工作的重点。药品管理应遵循"定额管理,合理使用,加速周转,保证供应"的原则。实行"核定收入,超收上缴"的管理办法。

(一)内部控制系统测试

审计人员应通过查阅被审计单位的药品管理制度,询问药剂科、住院处、收费处、财务科,了解进、销、存的全部管理流程及核算控制环节,并进行实地观察,对药品内控制度的健全性、有效性进行客观评价,分析薄弱环节,提出改进工作建议。

1.明确职责分工

药品管理控制系统中的采购员、检验员、保管员、药品会计等相关人员,都应建立明确的岗位责任制。采购员与保管员、采购员与检验员等职务必须分离。审计人员应查看出入库单及验收单,确认不同岗位的分工负责及相互牵制是否有效。

2.实行授权管理

医院药品的购入要有采购计划,并由授权人批准后,才可从规定的进货渠道购买药品;出库药品必须遵照医嘱与处方,由药剂人员准确发放。审计人员要查看药品采购计划的审批、药剂人员的资格是否符合制度规定。

3.健全验收、保管与出库手续

药品的收、存、发过程要有严格的审核、计量、验收等完备手续,保管员要经常查看药品有效期;药品会计应及时进行赊药、结账、报损等的账务处理,保证正确反映库存药品的实际情况。审计人员应观察管理制度的落实情况,查看库存明细账及出入库手续是否健全,账、卡能否及时登记,药品进销差价核算范围准确。

4.定期盘点与稽核

医院药品要根据使用量和药品有效期合理确定储备定额,防止积压;加强交接清点管理,防止丢失;定期进行盘点,年终必须全面盘点清查,药品定期盘点的工作应由药剂科组织实施。同时应坚持每月与财务科稽核,财务部门的总账、分类账,要与药库、药房的明细账和卡片核对,保证账账、账卡、账实相符。审计人员要抽查数次药品盘点表及每月药品收、存、发表,评价盘点与稽核制度的执行情况。

(二)实质性审查

1.药品购入的审查

审计人员应审查药品是否按计划采购,有无超计划购入,造成积压、变质、浪费;审查进货渠道,是否按照卫生部门指定的国有主渠道进货;审查药品供应商付的药品让利款,是否正确记入"药品进销差价"科目,有无记入其他收入或存留账外;审查医院是否执行物价部门规定的标准价格,并正确计算加成率;审查医院是否及时调整物价部门新颁布的药品价格,维护消费者权益;审查赊销药品的账务处理是否及时准确,应付账款是否按每个药品供应商为债权单位设置明细账;审查药品计价的准确性,药品入账价值不应该含采购费、运输费等。

2.药品管理的审查

审查药品出、入库单是否有负责人、保管员和领药人签字;审查月末是否凭出、入库单做汇总,与财务科核对;审查病房医嘱与处方核对制度的执行情况;审查药房是否经常清点、检查有无应退未退及积压过久的药品,避免损失和浪费;审查药品盘盈、盘亏的审批手续是否合规,正常损耗与非正常损耗的账务处理是否正确;审查药品价格调整,账务处理是否及时准确。

3.药品消耗的审查

药品消耗主要指药品费的支出。药品消耗必须实耗实销,不能以存代销,以领代销。要根据各药房月末统计的实际处方金额,按药品加成率或药品差价率计算出药品费支出。审计人员应审查处方统计是否真实、准确,计算机录入医嘱是否及时准确;加成率是否在正常范围内,有无领发手续不健全或药品价格收费问题。

4.药品收入定额管理的审查

药品实行"核定收入,超收上缴"的管理办法。审查财政和主管部门给被审计医院核定的药品收入总额,超出核定数部分,是否按规定上缴卫生主管部门。

5.在加工材料的审查

"在加工材料"一般指医院炮制药品、制剂等,核算中涉及"药品""药品进销差价"科目较多,所以要在审查药品管理时注意在加工材料的审查。审计人员应审查委托加工材料是否有严格的出入库手续,成品入库是否经过验收,剩余材料是否退库;审查加工材料的成本核算与结转情况,检查其成本是否包括原材料与加工费和运费,收回的剩余材料是否冲减加工成本。

四、医院固定资产审计

固定资产是指一般设备单位价值在 500 元以上,专用设备单位价值在 800 元以上,使用价值在一年以上,并在使用过程中基本保持原有物质形态的资产。医院为开展医疗服务活动购置和建设上述各种房屋、设备、仪器的投资,形成固定基金,而固定基金的实物形态则是固定资产,固定资产价值在医院全部资产价值中占用相当的份额,因此,固定资产审计是审计的重要组成部分。

审计人员审查固定资产的目的主要是证实固定资产的真实存在性、完整性,审查固定资产的实际数量与价值,防止虚挂账或遗漏;确定固定资产所有权的归属,剔除无产权的固定资产;证实固定资产分类、计价、修购基金提取及账务处理的正确性。

(一)内部控制系统测试

审计人员可以通过审阅固定资产管理制度、固定资产盘点表及有关文件,询问有关人员,以及实地观察等方式了解医院内部固定资产的管理情况。

1.固定资产全面管理,严格审批

固定资产要对投资方案的论证、决策、设计、建筑(购建)、使用、维修到清理整个周期的全过程进行管理。要相应填写"固定资产请购单""可行性分析方案""固定资产验收清单""固定资产报废单"等,并要经管理部门调研后,主管领导审批后方可进行固定资产的购置与清理等增加与减少运作。

2.固定资产的三级管理、三账一卡制度

医院固定资产实行财务三级管理制度,即财务部门、固定资产管理部门(总务科、设备科)、使用科室。并建立相应的三账一卡:财务科设总账,按照《医院财务制度》规定分五类账(房屋及建筑物、专业设备、一般设备、图书、其他),管理部门设明细账,使用科室要建立固定资产卡片,实行总账、分类账、明细账、卡片三账一卡相互制约的管理制度。

3.固定资产的定期盘点

医院对固定资产应当定期或不定期地进行清查盘点,尤其是在年度终了前,必须进行一次全面的清查盘点。盘盈、盘亏要及时、正确地进行账务处理,保证账账、账实相符。及时发现堵塞管理中的漏洞,制订相应的改进措施,保证固定资产的安全完整。

(二)实质性审查

1.固定资产购入的审查

审计人员要审查固定资产购入前的可行性论证及调研情况证实资金投入的合理性;审查固定资产中专控商品是否经过控办审批;审查固定资产购置过程中的本单位审批权限的落实,是否有使用科室的申请、有关部门的调研及有关领导的批示。

2.固定资产入账的审查

根据《医院财务制度》规定,固定资产应当按照取得时的实际成本入账。由于取得固定资产的渠道不同和方式不同,其实际成本的确定与构成内容也不同。审计人员要根据不同情况,具体审查。要注意捐赠的固定资产按同类资产的市场价格入账;审查固定资产入账前的质量验收制度的建立与落实情况。

3.固定资产的报废、清理

医院固定资产要执行国有资产管理条例,对于应报废的固定资产,使用科室提出报残意见,技术及管理部门出具鉴定意见,报请院领导和上级主管审批后,方可进行冲减固定基金的工作;审查固定资产的有偿转让收入、残值收入是否全部记入专用基金——修购基金中,有无私自留存及私分现象。

4.固定资产结存的审查

审查固定资产的真实存在性,要经过固定资产盘点加以证实,可以查阅以往的固定资产盘点报表,并结合重点抽查验证;审查固定资产三账一卡的建立及定期核对制度的执行情况,做到账账、账实相符;审查固定资产盘盈、盘亏的账务处理是否符合财务规定。

5.在建工程的审查

医院自行建造、改扩建固定资产,都需要通过"在建工程"科目核算,完工后转入"固定资产"。审计人员要审查在建工程的合法性,是否经有关部门批准;审查预付工程价款支付的合理性,是否按照合同规定的进度和比例支付;审查工程价款支付的手续是否健全,有无非正式票据抵账;审查工程结算的正确性,是否遵守预算定额标准,计算额是否正确,账务处理是否准确。

6.提取修购基金的审计

修购基金是指医院按固定资产账面价值的一定比例提取或由固定资产报废和转让所取得的变价净收入转入的,用于固定资产的更新和大型修缮的专用基金。提取方法为平均年限法和工作量法。审计人员要审查修购基金的提取比例是否符合《医院财务制度》规定的医院专用设备提取年限的标准,有无因效益指标原因,人为调整提取标准;审核提取修购基金的账务处理是否正确。

五、医院业务收入审计

医院业务收入是医院在完成医疗、教学、科研、预防任务过程中劳动消耗的价值补偿。差额预算补助单位除部分经费由国家补贴外,其余均为医院业务收入,包括医疗收入、药品收入和其他收入。医院实现、归集业务收入的经济活动主要体现在 4 个途径上:门诊挂号收入、门诊诊疗化验和药费收入、住院各类收入、急救车及培训等其他收入。医院业务收入审计是对医院为服务对象提供医疗服务过程中收取费用的真实性、合法性、合理性所进行的审查。

(一)内部控制系统测试

审计人员通过对住院处、收费处、挂号处等有收入科室的调查询问,查阅有关规章制度,了解医院业务收入的流程及主要控制环节,实地观察制度落实和环节控制情况,评价内部控制系统的健全性、有效性。

1.岗位职责控制

为了防止收费业务中错误和弊端的发生,应当在合理分工和协作的基础上,严格划分有关部门及部门内部成员之间的权限及职责,严格执行不相容职务的分离,充分发挥内部牵制的功能,以达到在业务进行过程中避免发生和自动纠正错误和弊端的能力。

2.票据控制

医院各种票据,含预交金收据、医院住院收费收据、挂号收据、医院门诊收费收据等,都是收付款的凭证和会计核算的原始凭证。医院各部门必须依据《中华人民共和国发票管理办法》对各种票据的购买、领用、开具、销号、保管等进行严格控制,并保证其合法性、真实性和正确性。

3.发药控制

为保证医院业务收入的完整性,应建立健全药品及其他物品的发出制度,并严格执行。现在许多医院实现了收费处与药房的计算机联网,杜绝了发药中的漏洞,但还应加强核对业务收入与处方的工作,对于安全完整收回医疗费用有着重要作用。

4.账务处理控制

为保证业务收入核算的合规性和正确性,医院应按照《医院会计制度》的要求,合理地设置会计科目、账簿和建立完整的核算流程,按规定的控制程序和方法进行账务处理,并检验其执行的正确性。

(二)实质性审查

1.医院业务收入合法性审计

医院业务收入合法性审计主要包括两点:一是对医院的经营范围和经营内容合法性的审计,查看业务收入是否超出经营范围收费;二是对医院的各类服务项目的收费标准的合法性审计,查看医院执行的收费标准是否符合《收费许可证》及所辖有关文件要求。审计人员要审查挂号费收费标准和应诊医师职别是否符合规定;审查药品加成率核算是否正确,零售价是否符合规定;审查各种检查、治疗、手术项目是否经过批准,是否执行正确标准,有无分解收费、超标准收费问题;审查自制药品是否符合制剂定价原则,售价是否经过物价部门批准等。

2.医院业务收入合理性审计

医院业务收入合理性审计主要审查医院是否有因追求经济利益,而造成收费不合理的问题,如床位费既收入院日,又收出院日的;已明确诊断又重复做检查的;一瓶药剂多人使用,多人都全额收费的,等。

3.医院业务收入真实性审计

医院业务收入真实性审计主要审查医院在实现、归集业务收入的过程,能否反映医院经济活动的真实情况。审计人员应索取票据存根,审阅账簿,确定被审计单位是否按照《医院会计制度》要求正确确认和核算业务收入;审查各类收据,是否有隐匿收入和短款现象,影响收入的真实性;审查有关凭证、账簿报表是否与实际收入内容、时间一致,是否有记错或人为变动记账期,而影响收入真实性的。

4.医院有价票据审计

审查票据管理制度的落实情况,各种票据都应由财务部门统一购买、登记、发放,票据用完回交时应有专人复核,保证足额交款;销号手续健全,防止收据、票据丢失。

六、医院业务支出审计

医院支出是医院开展业务活动和其他活动过程中发生的各种资金耗费和损失。除财政专项支出外,其余均为医院业务支出,主要包括医疗服务业务支出、药品业务支出、管理费用、其他支出。医院业务支出审计是对医院支出的管理制度、手续、开支标准和范围,资金渠道的划分和资金使用效果等进行审计,以判断支出管理的真实性、合法性、效益性。

（一）内部控制系统测试

审计人员应通过查阅被审计单位有关业务支出的规章制度，询问财务科有关人员，了解医院业务支出的流程、主要控制环节和授权情况，并考察制度落实情况，评价内部控制系统的健全性、有效性。

1.计划、预算控制

医院应根据事业单位财务规定，结合本单位实际情况制订业务支出计划、预算，以及相应的管理制度，从时间、数量、用途等方面对医院业务支出进行控制。

2.审核、授权控制

医院的任何业务支出，最终要体现在货币支出中，只有层层严格的授权管理，强化财经纪律，才能促进增收节支，保证流动资金正常周转，提高医院的经济效益。所以任何费用都要经主管人员审核批准后才能开支。

3.职责划分控制

有业务支出的各部门，应按规定的审批权限和程序进行审批、报销；财会部门的审查、稽核、记账应由不同人员分管，实行内部牵制。

4.账务处理控制

经审核的各项开支，应及时、准确记入各有关账户以保证账务处理的正确性。

（二）实质性审查

管理费用支出按内容分为工资、补助工资、其他工资、职工福利费、社会保障金、业务费、卫生材料、药品费、修缮费、购置费、业务招待费和其他费用等。审计人员在评价医院业务支出的内控系统的基础上，应着重审查以下内容。

1.审计工资、补助工资

工资是职工的劳动报酬，工资核算的政策性很强。审计人员应审查有无健全的工资管理制度和核算制度；审查工资的计算和发放；审查工资资料是否归档，妥善保管。

2.审计职工福利费

审查医院是否按规定的范围和标准计提职工福利费；审查职工福利费的使用是否符合财务制度规定的范围。

3.审计业务费

审计水、电、煤、汽油等的能源消耗开支是否合理、准确；职工培训开支是否有计划、有审批手续；办理印刷及管理印刷品的制度是否健全，有无浪费和积压现象等。

4.审计修缮费、购置费

修缮费和购置费是按固定资产原值的一定比例提取修购基金时形成的,审计人员应审查提取方法的正确性及核算的准确性,有无为了调节收支结余,而减少或增加提取的现象。

还有邮电费、业务招待费、宣传费、差旅费等,都是应审查的内容。

七、医院往来业务审计

医院在医疗服务的经济活动中,需要和患者、药品供应商、协作单位等不同对象形成债权债务关系。加强对医院往来业务的审计对有效使用预收款、暂存款,充分发挥资金作用,提高医院经济效益是非常有意义的。

医院往来业务主要有"应收在院患者医药费""应收医疗款""其他应收款""应付账款""预收医疗款""其他应付款"等,审计人员审查往来业务的目的是要确认这些债权、债务的真实性、存在性;确认往来账项金额的准确性;证实账务处理的正确性。

(一)内部控制系统测试

审计人员通过对财务科、药剂科、住院处的调查询问,查阅有关规章制度,了解医院对往来业务财务核算的内部控制系统的健全、有效性。

1.明确职责分工

医院应对下述职责加以分离,并明确各自的职责,即:药库保管员、药品会计、出纳员、收费员、会计记录、账目核对等,互不相容,应互相牵制。

2.催收欠款及时

财务科应会同住院处定期编制应收款项账龄分析表,经常催缴,及时收回欠款。

3.坏账的审批与注销

医院确认"应收医疗款"不能收回时,应经有关部门批准后方能注销,但要留备查簿永可追溯,防止不法分子利用坏账注销,贪污应收账款。

4.账务处理及时

收回账款要及时计入相应的应收账款,防止账务混乱不清或发生舞弊。

(二)实质性审查

(1)审计人员要到住院处索取"应收在院患者医药费""应收医疗款""预收医疗款"明细表,对总数进行验算,与总账进行比较,如有差异,寻找原因。

(2)审计人员要取得或编制应收款项(应收医疗款、其他应收款)的账龄分析表,确定应收款项的可实现价值。

(3)审计人员要审查坏账准备的提取与使用是否符合《医院会计制度》的要求。

(4)"应付账款"主要是由赊药形成的债务,审计人员要到药剂科索取"应付账款"明细表;查看是否按每药品供应商为单位,建立明细账;加总验算,与财务科总账核对金额的一致性。

(5)审计人员要向财务科索取"其他应付款"明细表,确认债务的真实性,防止将应记入医疗收入或其他收入的款项串记,造成报表的债务不真实。

八、物资采购审计

(一)物资采购审计的含义及目的

物资采购审计是指医院内部审计机构及人员根据有关法律、法规、政策及相关标准,按照一定的程序和方法,对物资采购各部门、环节和内部控制等所进行的独立监督和评价活动。

物资采购审计的目的是改善物资采购质量,降低采购费用,维护医院的合法权益,促进价值的增加及目标的实现。

在物资采购审计过程中,内部审计人员既要对物资采购的合法性和合规性进行审计,以达到纠错防弊的目的,又要对物资采购的效率性、经济性进行审查,以达到使医院尽可能以较低的成本取得质量较好物资的目的,促进物资采购活动效率和效果的提高。

(二)物资采购审计的特点

1.时效性

对外物资采购审计具有极强的时效性。一方面,医院计划采购的项目是在一定时期内维持医院正常运转或进一步提高医疗质量和效益所需要的物资、服务,推迟采购就会影响医院的正常运转和发展。需要内部审计机构在一定时限内完成对外物资采购审计。否则,迟到的审计对医院运作和发展来讲,不但是无效的,甚至是有害的。另一方面,内部审计机构如果不能在一定期限内完成对外物资采购审计工作,可能会引发医院内部矛盾,加大审计的风险,对内部审计机构造成不利影响。

2.效益性

物资采购审计可以通过降低采购成本来提高医院的经济效益。

3.综合性

物资采购审计涉及的领域范围较广,不仅要掌握财务、会计、审计等专业知识,还要熟悉医疗设备报价体系、药品报价体系、招标投标法等专业知识。

(三)确定物资采购审计项目应考虑的因素

1.选择的要点

应当优先选择采购数量较大、采购次数频繁、采购价格较高、采购价格变化频繁、质量问题突出的物资,或者员工反映普遍、领导关注、内部控制薄弱和出现错弊概率较高的部门、环节作为审计项目。

2.内部审计机构的人力资源和审计时间

内部审计机构在确定物资采购审计项目时,应当考虑内部审计人员的数量和素质、可以利用的审计时间等方面的资源。

(四)物资采购审计要点

1.物资采购方式及供应商选择

物资采购方式有定点采购和非定点采购,具体方式包括市场选购、电子商务采购、招标采购、委托加工等,其中市场选购和招标采购是两种最主要的采购方式;供货商有定点供货商和非定点供货商。

2.市场选购审计

应该重点审查采购时是否有货比三家的记录,是否进行了比质比价,内部审计机构可以要求经办部门必须经过货比三家的程序,并将有关资料一并报审;审查采购是否考虑了付款条件、售后服务及供货商的信誉等因素;市场选购的最终确定是否经集体决策等。

3.招标采购审计

招标采购审计应该重点审查以下内容:在招标过程中有无违反规定程序;审计招标文件的条款,招标方式的选择是否合理,招标信息的发布范围是否具有广泛性;招标控制价是否合理;招标文件必须按照内部审计机构的审计意见修改后才能正式发布;中标后审计采购合同,采购合同按审计意见修改后才能正式签订。

4.定点供货商选择审计

应该重点审查选择的合理性,包括供货商选择评价程序是否规范,有无明确的供货商选择目录和评价标准;是否经集体决策进行供货商选择,有无过度依赖特定供应商。

（五）物资采购价格审计

物资采购价格审计包括采购申报价格审计和实际采购价格审计。采购申报价格审计是对采购价格申报内容的完整性、价格的合理性和申报程序的规范性等方面进行审计。

在采购申报价格的合理性方面，从以下方面审查：审查采购部门是否进行了货比三家的工作；审查采购申报价格有无高估虚报问题，采购申报价格的构成是否齐全，是否进行了综合比价，物资采购价格包括采购物资的买价、运杂费、保险费、运输费等；审查采购申报价格有否超过采购计划价格。

采购申报价格审计的方法主要有：市场询价法、成本测算法、参与招标法、计算机辅助审计法等，内部审计人员应根据实际情况选择合适的审计方法。

实际采购价格审计：审查实际采购价格是否与采购申报价格、合同价一致，如有变动是否合理，是否经审核。

1.物资验收情况审计

（1）审查物资验收程序是否合理，有无适当措施防止采购人员、验收人员与保管人员串通舞弊。

（2）审查物资的规格、型号、数量等与采购价格申报单是否相符。

2.物资采购后续审计

物资采购后续审计是内部审计人员在提交了物资采购审计意见后，针对采购项目进行的跟踪审计，应关注的风险领域包括物资超储积压或储备不足风险、物资使用质量低劣风险、物资价格失控风险、资信低的供货商定点供货风险和审计建议无效风险等。

（六）物资采购审计中应注意的问题

1.医院领导重视是开展物资采购审计的前提

物资采购审计会揭露采购价格领域的过错、舞弊现象，必然会遭到相关部门的百般阻挠，不配合审计工作，因此只有医院领导重视，并给予充分支持，物资采购审计工作才能开展，取得成效。

2.建立多种询价渠道和健全的价格信息库是开展物资采购审计的基础

物资采购审计涉及广泛的价格信息，且市场价格不断变化，同一时期、同一品种的货物，不同渠道供应的价格也不一样。为了掌握实时的市场价格信息，内部审计机构必须有通畅的询价渠道和建立价格信息库。

3.完善的物资采购审计制度是物资采购审计的保障

医院应当按照公开公正、比质比价和监督制约的原则，建立健全采购管理监督的各项制度,可以在医院内部审计工作规定中制订完善的物资采购审计细则,使物资采购审计有章可循、操作规范。

4.高素质的内部审计人员是物资采购审计成功的保障

物资采购审计涉及财务、管理和市场等方面的知识,而且还有可能牵涉到相关部门和相关人员的利益,这就要求内部审计人员具有廉洁奉公、坚持原则、维护医院利益等素质,还要有认真的工作作风及较强的业务能力,才能在开展审计工作的同时处理好方方面面的关系。

九、建设项目审计

(一)建设项目审计的概念

建设项目审计是指医院内部审计机构依据国家有关法律、法规和医院内部规章制度,按照一定的审计程序,运用审计技术和方法,对医院的建设项目全过程管理及其经济技术活动的合法、合规性以及相关工作的效率、效果,进行审查、监督和评价。

(二)建设项目审计的范围和特点

建设项目涵盖基建项目、技术改造项目和其他建设项目,包括建筑物新建、改建、扩建、大修、修缮、装饰项目等。建设项目审计范围包括:审查和评价医院基建管理内部控制制度和执行情况;监督、评价建设项目全过程的经济活动控制及其效果。

1.阶段性、专业性强

建设项目一般包括前期工作、设计、施工招标、施工合同、施工、竣工验收、结算及评价等阶段,各阶段所涉及的法规、工作内容专业性很强,内部审计机构须配备工程专业审计人员才能顺利开展建设项目审计工作。

2.工程跟踪审计

建设项目的实施过程本身具有环节多、不可重复的特殊性,因此内部审计机构必须对建设项目的各阶段进行跟踪审计,注重建设项目事前管理环节的有效性,尤其建设项目前期阶段工作的质量,对整个项目具有决定性的作用。

3.效益性

建设项目涉及的投资额大,建设项目审计能在项目实施过程的各环节为医院节约成本,降低支出,维护医院利益。

(三)建设项目审计的内容和重点

1.对医院基建管理内控制度审计

建设项目在实施过程中能否达到预期效果,与医院在基建管理方面的内部流程和内部控制制度息息相关,因此建设项目审计工作首先从基建管理的流程和内部控制制度着手,重点审核以下内容。

(1)审查基建管理内控制度的健全性、合理性及执行情况:审查医院是否建立基建管理制度,内部控制制度是否符合内部控制原则,在内容上是否健全、严密、有效,管理流程是否合理、可操作和有效,可通过基建项目的实施过程检查管理流程中各相关部门的职能执行情况。

(2)审查各部门工作衔接情况:各部门工作是否有职责重叠、管理薄弱环节、"管理真空",内部审计机构对项目管理中发现的问题进行分析、归纳,预测存在风险,提出整改建议。

(3)审查是否建立相互制约机制:项目管理的不同部门或同一部门不同人员之间应当建立相互制约机制,在业务授权、执行、监督等方面都有明确的分工,根据不相容职务分离的原则,不得由同一个部门或同一个人同时负责上述任何两项工作。

2.投资立项审计

投资立项审计是指内部审计机构对已立项建设项目的决策程序和可行性研究报告的真实性、完整性和科学性进行的审查与评价。

(1)可行性研究报告内容审计:主要审计可行性研究部报告是否具备行业主管部门发布的《投资项目可行性研究指南》规定的内容,审查该报告的真实性、科学性。

(2)决策程序的审计:即审查决策程序是否符合民主化、科学化要求,评价决策方案是否经过分析、选择、实施、控制等过程;检查决策是否符合国家宏观政策及医院的发展战略,检查有无违反决策程序及决策失误的情况等。

3.招标工作审计

招标工作审计是指内部审计机构对建设项目的勘察设计、施工等各方面的招标和工程承包的质量及绩效进行的审查和评价。

(1)招标前准备工作的审计:审查是否建立、健全招标的内部控制,其执行是否有效;审查招标项目是否具备相关法规和制度中规定的必要条件;审查是否存在人为肢解工程项目、规避招标等违规操作风险;审查招标的程序和方式是否符合有关法规和制度的规定,审查是否公开发布招标公告,对潜在投标人的选择及资质审查是否公平公正;审查是否存在因有意违反招标程序的时间规定而导致的串标风险。

（2）招标文件及招标控制价的审计。

招标文件的审计：招标文件的条款对投标报价、合同条款、变更计价、结算办法等有很大的约束力，招标文件中评标方法的选择对评标、中标也有影响；工程量清单、材料清单的准确性会影响投标报价及招标控制价的准确性。这些条款都能影响基建项目的投资额，所以内部审计机构要在招标文件发布前详细审核招标文件、工程量清单、材料清单。

招标文件的审核内容：合同条款，尤其涉及工程质量、计价、工期及索赔方面的条款。工程款的支付也是合同条款的重要内容，支付的比例既要保证工程施工所需要的资金又要防止付超。评标方法则要根据每个项目的特点来选择，对于普通项目，首选经济评审合理低价法作为评标方法；对于有特种技术要求的项目，则要选择考虑经济、技术两方面的综合评审合理低价法，并选择恰当的经济、技术得分比例，减少人为中标的因素。

工程量清单的编制水平对工程造价有很大的影响，所以在审核工程量清单时要注意以下方面：①工程量清单中的项目名称要准确，能清楚描述该项目的工作内容、项目特征，尤其对报价有影响的项目特征必须标明，避免中标后对中标综合单价所含内容有争议；②避免清单项目漏项，若漏项较多会使结算价与中标价相差较远；③工程量清单中的材料品牌、规格型号一定要明确，为材料进场验收、结算提供依据。

招标控制价的审计：施工招标时，内部审计机构审核招标控制价，对控制招标项目的价格水平能起到很好的效果。设置招标控制价的原因：目前工程招标均采用工程量清单方式招标，投标方所报的综合单价作为中标后结算的单价。鉴于目前工程招标中存在的某些漏洞，中标结果有可能出现对招标方不利的情况，如投标方抬高报价也有可能中标（施工单位串通抬高报价时会出现这种结果）；通过设置招标控制价可以把投标报价控制在合理的范围以内。设置招标控制价既不能太高又不能太低，太高给医院造成损失，太低施工单位不参与投标或产生废标，使招标工作无法正常进行。

4.工程合同管理审计

（1）勘察设计合同的审计：勘察设计合同审计应审查合同是否明确规定建设项目的名称、规模等；审查合同是否明确规定勘察设计的工作范围、进度、质量和勘察设计文件份数；审查勘察设计费的计费依据、收费标准及支付方式是否符合有关规定。

（2）施工合同的审计：严密的合同条款，可以全面的制约承包商，防止承包商以各种借口增加工程费用。在工程量清单计价的模式下，施工合同多为单价包干合同，工程量按实结算，工程量的变动使工程结算造价存在很大的不确定性，这一风险由招标人承担。在签订合同时，可与施工单位协商，把一些在总造价中所占比例比较小的费用实行总价包干，如技术措施项目费等。这样既可以节约工程费用，也可以减少工程量变动引起工程费用增加的风险。

（3）委托监理合同的审计：审查监理公司的监理资质与建设项目的规模是否相符；检查合同是否明确建设项目的名称、规模；审查监理的业务范围和责任是否明确；审查监理费的计算方法和支付方式是否符合有关规定；审查合同有无规定对违约责任的追究条款。

（4）合同变更的审计：审查合同变更的原因，以及医院是否建立合同变更的相关内部控制程序；审查合同变更程序执行的有效性及索赔处理的真实性、合理性；审查合同变更的原因以及变更对工程造价、工期及合同付款影响的处理是否合理；审查合同变更后的文件处理工作有无影响合同继续生效的漏洞。

（5）合同履行的审计：检查合同履行是否全面、真实；审查合同履行中的差异及产生差异的原因；审查有无违约行为及其处理结果是否符合有关规定。

（6）终止合同的审计：审查终止合同的已执行情况和验收情况；审查最终合同费用及其支付情况；审查合同签订、履行分析、跟踪监督以及合同变更、索赔等一系列资料的收集和保管是否完整。

5.工程施工管理审计

工程施工管理审计是指内审人员对建设项目施工过程中的材料设备进场、变更、签证、进度等环节及时进行跟踪审计。

（1）工程材料设备审计：在施工过程中，内审人员对材料设备进场验收进行审计，审查施工用材和设备是否符合合同签订的质量、规格型号，是否有健全的验收、记录、入库和保管制度，审查验收记录的真实性、完整性、有效性，审查设备和材料的验收程序是否规范。

（2）工程变更、签证审计。工程变更、签证审计的内容包括：审查和评价建设项目工程变更、签证环节内部控制及风险管理的适当性、合法性和有效性；工程变更依据的充分性和合理性；工程签证的真实性、合法性和有效性，变更、签证的程序是否符合规定。内部审计机构要及时审核变更部分的造价，尽量做到先审核后变更。签证单要及时办理以减少事后补签证，发生多签、重签的现象，对于造价较高的签证工程量、隐蔽工程，审计人员还必须到施工现场核准签证内容及工程量。

（3）工程进度及付款跟踪审计：内部审计人员在工程施工过程中，应依据施工图纸、设计变更通知单、会议纪要、合同等对工程的进度及时进行跟踪审计，并对进度的付款进行审计。

6.工程造价审计

工程造价审计是指内部审计人员对建设项目全部成本的真实性、合法性进行的审查和评价。工程造价审计主要包括设计概算审计、施工图预算审计（或招标控制价）、合同价审计、变更造价审计、进度款审计、结算审计。

工程造价审计要点如下：工程量的审核；材料价格的审核；定额套用的合理性；各项取费基数、取费费率的合理性和准确性。

（四）建设项目审计的工作程序

（1）由医院经办部门在项目实施各阶段事前报审，对于招标项目，报审事项包括招标前期事项、招标代理合同、招标文件（含清单）、招标控制价、合同、进度款、变更、结算、付款，对于非招标项目，报审事项包括预算、合同、结算、付款。

（2）审计项目需要委托社会中介机构进行审计的，由内部审计机构负责办理，由委托的中介机构出具审计报告并对其真实性、合法性和有效性负责和承担相应的法律责任。

（3）内部审计机构对审计事项出具审计意见，经办部门应当执行。审计意见的执行情况，应在执行的同时及时反馈内部审计机构。内部审计机构对审计项目可以进行后续审计，检查审计意见的执行情况。

（五）建设项目审计应注意的问题

1.事前审计

内部审计机构对建设项目各阶段进行事前审计，实行"先审计，后招标""先审计，后结算"和"先审计，后付款"的原则。应按内部审计机构审核的结果进行各阶段的工作；按审定的招标控制价进行招标，按审定的进度金额支付进度款，按审定的结算价支付结算款。

2.具备适当的审计条件和人力资源

招标文件、招标控制价、合同、变更、进度款、结算等都是专业性强且决定着项目的最终投资额，内部审计机构必须具备完整的终审条件和配备专业的内部审计人员才能开展基建项目审计，否则面临的风险很大。

3.全过程跟踪审计引起的审计风险

全过程跟踪审计涉及基建项目施工过程各个环节，若医院内部控制制度不健全、医院现场管理人员缺乏基建专业知识及敬业精神和责任感、施工单位高估冒算等，都会使基建项目审计存在较大的审计风险。

控制这种风险，应合理界定医院各管理部门的职责。内部审计机构在基建管理中的职能是监督和增加内部控制环节。经办部门承担基建项目各环节的经办职责，内部审计机构的审计行为并不替代经办部门的职责。通过合理界定各管理部门职责，降低审计风险。

十、合同审计

(一)合同审计的相关概念

合同审计是指医院内部审计机构依据国家有关法律、法规和医院内部管理制度，按照一定的审计程序，运用审计技术和方法，对合同的签订、履行、变更、终止各过程及合同管理进行的审计监督。

从涉及的部门划分，合同审计分为对总务、设备、信息及劳资等部门的合同审计。从发生的时间划分，分为合同签订前，事前、事中、事后审计。从审计的范围划分，分为合同管理全面审计、某类合同管理专项审计、某项合同审计。内部审计机构可依据医院内部情况选择合适的审计方式。

(二)合同审计的一般原则

(1)内部审计机构进行合同审计，必须坚持"依法审计、实事求是、客观公正、保守秘密"的原则。

(2)签订合同，应坚持"不经审计，不得签约；不经审计，不得付款"的原则，应在医院的合同管理制度或内部控制制度中体现此原则。

(三)合同审计的范围和特点

1.合同审计的范围

(1)买卖合同：出卖人转移标的物的所有权于买受人，买受人支付价款的合同。买卖合同是承诺、双方义务、有偿合同，如设备、耗材、试剂等买卖合同。

(2)借款合同。

(3)租赁合同：出租人将租赁物交付承租人使用、收益，承租人支付租金的合同。如物业租赁合同。

(4)融资租赁合同。

(5)建设工程合同：承包人进行工程建设，发包人支付价款的合同。包括工程勘察、设计、施工合同。

（6）运输合同。

（7）技术合同：当事人就技术开发、转让、咨询或者服务订立的确立相互之间权利和义务的合同。

（8）委托合同：委托人和受托人约定，由受托人处理委托人事务的合同。如监理合同、造价咨询合同。

（9）赠予合同。

2.合同审计的主要特点

（1）合同审计内容的广泛性：合同涉及生产经营管理的各个方面，涵盖医院对外经济活动的各个方面，决定了合同审计内容的广泛性。

（2）合同审计的专业性：合同本身具有很强的专业性，不同的经济活动有不同的特点，内部审计机构必须配备经济、工程、审计、会计等多方面专业人员，与合同审计的专业性相适应。

（3）合同审计的复杂性：合同审计涉及专业广泛、内容多，需要临床、采购、行政、后勤、财务等相关部门配合工作。

（4）合同审计的法规性：合同审计的主要依据是法律、法规、部门规章、地方政府规章，如审计建筑合同要依据合同法、建筑法、招标投标法、地方政府规章。

（四）合同审计的内容

1.合同签订前审计

合同签订前审计是指当事人就相关经济事项协商达成一致，合同条款基本确定，但双方尚未签字所进行的审计。合同签订前审计是合同审计的重点和关键，合同签订过程中的任何失误都可能造成损失或带来风险。合同签订前审计的主要内容如下。

（1）审核合同签订的必要性：合同项目是否在财务预算范围内，项目立项审批等程序是否完成。

（2）审核合同的合法性、合规性：①合同内容是否符合国家法律和行政法规的规定。②合同的订立是否符合法律规定的形式和程序，涉及法律裁决的条款是否完善。③签订合同的当事人是否具备合法资格。④合同的订立是否遵守平等公平、诚实信用、不损害社会公共利益的原则。⑤对有规范文本的合同，所签合同是否采用规范文本。

2.合同主要条款的审计

（1）数量条款审核：在大多数合同中，数量是必备条款，须审核合同标的数量是否明确、具体，计量单位、计量方法和计量工具是否恰当。

（2）质量条款审核：质量是标的的内在素质和外观形态的综合，一般以品种、型号、规格、等级和工程项目的标准等体现出来。合同中必须明确对质量加以规定，国家有强制性标准规定的，必须按照规定的标准执行。如有多种质量标准的，应尽可能约定其适用的标准。有的合同还须约定质量检验的方法、质量责任的期限和条件，对质量提出异议的条件与期限。

（3）价款或报酬审核：价款作为主要条款，在合同中应当明确规定其数额、计算标准、结算方式和程序；价款包含的内容是否明确；基建合同中的费率基数、取费认定是否符合规定；分期支付价款及预留保修金的，是否合理确定支付期限、支付条件和支付金额。

（4）履行期限、地点和方式的审核：标的物的支付方式和价款结算方式是否具体。

（5）违约责任条款审核：违约责任条款规定是否明确、切实可行。

3.合同履行过程的审计

合同履行过程的审计主要是审计双方在合同执行过程中权利、义务的履行情况，重点审核以下几个方面。

（1）双方是否按合同约定全面履行义务。

（2）合同价款和酬金是否依合同约定支付。

（3）对分批、分次履行的合同，有无提前、超付、多付的情况。

（4）不能按期履行或不履行合同的原因、责任及造成的损失。

（5）合同的变更理由是否充分，是否符合法定条件，是否按约定的程序进行，手续是否完备。

4.合同管理审计

合同管理审计主要对合同管理内部控制的健全性、科学性和有效性进行审计，主要审核以下几个方面。

（1）单位是否建立、健全合同管理办法，合同管理制度是否完备、有效，有无重大合同变更的风险防范措施。

（2）合同订立的内部控制是否完善、有效，订立程序是否符合规定，订立手续是否完备。

（3）合同履约付出款项是否有严格的程序控制和授权批准。

（4）对所有的合同变更是否进行适当确认、记录和控制。

（五）合同审计的工作程序

（1）经办部门与对方洽商后，初步确定合同条款（招标项目则按招标文件确定合同条款),经相关程序后报送内部审计机构。

(2)内部审计机构对合同进行审核,与经办部门沟通后和对方进行谈判,内部审计机构根据最终谈判结果出具审计意见(或报告)。

(3)经办部门根据审计意见(或报告)修改合同,按合同签订程序与对方签订合同。

(4)跟踪审计,合同执行中根据需要,审计人员对合同执行结果进行跟踪审计,了解合同履行情况,审查有无违约行为。为了确保审计意见(或报告)得到执行,合同的付款须经内部审计机构出具意见后,财务部门依据审计意见付款。

(六)合同审计的要点

1.合同送审材料提供

合同审计时,内部审计机构应要求经办部门报送的材料如下。

(1)合同书。

(2)与合同立项有关的文件、材料。

(3)项目评估、可行性论证有关材料。

(4)价款或酬金计算依据有关数据、公式等材料。

(5)招标项目还需有中标通知书、投标书、招标文件等材料。

(6)其他与合同审计有关的材料。

2.价款和酬金审核要点

(1)凡有政府定价或指导价的,按政府定价或指导价执行。

(2)无政府定价或指导价的,但有市场价格的,参照市场价格执行。

(3)既无政府定价又无市场价格的,根据产品或劳务的成本及费用,加上合理利润确定。

3.工程建设项目合同的审核要点

(1)固定总价:工期较短、变更少、技术简单且图纸齐备的工程,可采用固定总价合同方式。

(2)固定单价:在合同中约定综合单价包干的风险范围,在约定的风险范围内综合单价不再调整;风险范围以外的综合单价调整方法,应当在合同中约定。

(3)可调价格:可调价格包括可调综合单价和措施费等,双方应在合同中约定综合单价和措施费的调整方法。

4.合同价款支付方式

(1)工程预付款的金额、支付时限及抵扣方式。

(2)工程进度款的支付方式、金额及时限。

(3)工程价款的结算及支付方式、金额及时限。

(4)工程质量保修金的金额、预扣方式及时限。

(5)安全文明措施费及其支付方式。

(6)工期提前或拖延的奖惩办法。

5.工程设计变更价款调整

(1)施工中工程发生变更,承包人按照发包人认可的变更设计文件,进行变更施工。

(2)在工程设计变更确定后在规定时间内,设计变更涉及工程价款调整的,由承包人向发包人提出,经发包人审核同意后调整合同价款。

(七)合同审计风险

合同审计风险是指内部审计机构在合同审计工作中,由于出具违背客观事实的审计结论意见,可能给医院造成损失,而由此承担审计责任的可能性。一般而言,合同审计风险大于一般审计风险,这是由合同审计的特点决定的。因此内部审计机构在合同审计中要注意防范和降低审计风险。

1.内部控制制度不健全引起的审计风险

如果医院缺少具体某个环节的内部控制制度,或对有关环节审批权限规定不明确,这样就存在较大的合同审计内在风险和控制风险。

控制这类审计风险的关键是医院应制定完善的控制制度。主要包括合同档案管理控制制度、组织机构控制制度、合同签订授权审批控制制度、相应业务控制制度,还应建立合同审计控制制度。

2.合同价款变化引起的审计风险

合同价款审计,常用的方法是市场调查法。但在市场经济条件下,价格信息纷繁复杂,不断变化,影响内部审计人员正常的职业判断,形成价格审计风险。控制这种风险,内部审计人员应充分了解各种价格信息,为形成审计结论提供充足支持。同时,应合理定位合同审计职能,立足于审核监督,以有效地控制和防范审计风险。

3.财务结算引起的审计风险

合同履行过程,结算是最后一关,也是最重要的一道关口。财务付款审批过程存在隐含的审计风险。如合同的结算付款经内部审计机构审核并出具付款意见后,财务部门见到付款意见才能付款,这样,财务部门在结算中只是履行结算手续,财务结算的责任将全部由内部审计人员承担,从而加大审计风险。

控制这种风险,应合理界定医院各管理部门的职责。结算付款是由经办部门经过审核后报送内部审计机构,内部审计机构审核后出具付款意见,财务部门根据付款意见并从财务角度进行审核,最后确定付款。这样经办部门、财务部门都承担相应环节的把关责任,内部审计机构的审计行为并不替代经办部门的职责,只是增加付款程序中的监督环节。通过合理界定有关管理部门职责,降低了审计风险。

第五章　医院药事管理

第一节　医院药事管理概述

一、概念

(一)医院药事管理

医院药事管理的主要作用就是保证患者用药的安全、有效、合理,主要内容包括医院药事的组织管理、调剂管理、制剂管理、药品管理、药品质量管理、临床药学服务与研究管理以及医院药学信息管理等。

(二)药品质量管理

药品质量管理涉及药品研发、审批、生产、经营和使用等诸多环节,医疗机构的药品质量管理贯穿于药品的采购、验收、入库、出库、储存、发放和使用等环节,国家和地方相关部门颁发了《医疗机构药品监督管理办法(试行)》和相应的实施细则。

(三)合理用药

合理用药是指根据患者疾病种类、状况和药理学理论选择最佳的药物、剂量和剂型,制订或调整给药方案,以期有效、安全、经济地防治和治愈疾病的措施。其基本要素是安全性、有效性和经济性。

(四)临床药学

临床药学是研究药物防病治疗的合理性和有效性的药学学科,主要研究药物在人体内代谢过程中发挥最高疗效的理论与方法。

二、理论

(一)临床用药的过程管理

临床用药的过程管理包括处方或医嘱管理,药品配发和配置管理,药品管理以及给药记录管理和患者用药教育管理等。用药过程管理是患者用药安全的重要保障。

(二)临床用药的风险管理

临床用药的风险管理是指通过药品安全性监测,在不同环境对药品风险/效益的综合评价,采取适宜的策略与方法,实现药品安全性风险降至最低的管理过程。临床用药的风险管理的目标是使患者用药受益最大化、风险最小化,临床用药的风险管理的目标的基础是减少药物不良反应的发生,减少药物治疗错误。其技术措施主要有全面医嘱审核、高发环节识别、高危药品控制、高危人群监测、药品不良事件监测、预警或提示、超说明书用药管理、用药权限管理、计算机辅助用药监控和用药监控警报系统等。

(三)医院药品自动化管理

自动化药房通过人工智能和机传输手段,实现自动接收处方、审核处方合理性和调配药品的功能,提高药品储运效率,减少人为的药品差错率。目前常用的自动化设备有自动数药机、自动分药包装机、药房智能系统与物流传输系统等。

三、国内外进展

(一)医院药事相关法律、法规的健全和发展

1.中华人民共和国药品管理法

《中华人民共和国药品管理法》是药品管理的最高法律,是以药品监督管理为中心内容,论述药品评审与质量控制、医疗器械监督管理、药品生产经营管理、药品使用与安全监督管理、医院药学标准化管理、药品稽查管理和药品集中招投标采购管理等。

2.医院药事相关法规

药事法规是调整药品研发、生产、销售、使用和监管等阶段所发生的社会关系和经济关系的法律规范的总称。药事法规有《中华人民共和国药品管理法实施条例》《中药品种保护条例》《药品行政保护条例》《麻醉药品管理办法》《精神药品管理办法》《医疗用毒性药品管理办法》《放射性药品管理办法》《血液制品管理条例》《野生药材资源保护管理条例》《医疗机构药事管理暂行规定》《处方管理办

法(试行)》《麻醉药品和精神药品管理条例》《医疗机构麻醉药品、第一类精神药品管理规定》《医疗用毒性药品管理办法》《医疗机构制剂注册管理办法(试行)》《中华人民共和国药典》等。

(二)新医改下医院药事管理的发展方向

《医疗机构药事管理规定》的施行,要求医疗机构建立药事管理与药物治疗学委员会(或小组),明确监督责任,实现科学管理药品,促进临床合理用药和保证医疗安全的目标。

1.医院药事工作现状

药品保障供应是药学服务的基础,遵循药品采购、验收和配发规范是关键。药品采购:由药学人员按照医院用药目录和需求,编制采购计划,明确药品的品种、规格、数量和采购周期,从具备经营资质的企业统一采购药品,落实药品"阳光采购"制度。因临床急需外购药品,必须执行临时采购程序。药品入库:严格执行质量验收制度,保证药品质量。药学人员核对采购单与供货单,核对药品的数量、规格、批号和质量检验合格证书。药品调配:调剂处方必须做到"四查十对":查处方、药品、配伍禁忌和合理性以及对科别、姓名、年龄、药名、规格、数量、标签、性状、用法用量和临床诊断。用通俗易懂的语言向患者交代用药剂量和方法,发现处方问题及时联络医师,由医师更正并签名,处方用药与临床诊断应相符以及符合《处方管理办法》规定。

2.新医改下医院药事的工作重点

新医改下需要做好加强临床药师队伍建设,推进各类药学人才能力培养和资质工作以及处方医师的权限管理;提升临床药学服务能级,包括参与药物治疗工作能力、药学服务能力、个体化治疗方案设计与指导能力、用药质量监控能力和信息化服务能力;加强临床药品监管,重视临床药品不良事件的监测与处置,促进抗菌药物、抗肿瘤药物、临床输液和辅助用药等合理应用的制度化、规范化;加强二级、三级医疗机构药房标准化建设,促进优先使用基本药物;组织临床药师下基层、进社区,开展合理用药的科普教育活动,提升百姓的健康素养;开展临床药事管理工作和方法的多层次交流,创新思维,推进临床药事工作的持续发展,促进药事行风廉政建设。

(三)美国医院药师学会药房规范

1.药品成本管理

药品成本增长高于其他医疗费用增长,控制药品成本已成为控制医疗总费用的长期而有效措施。药品的价格、使用情况、药品更替和创新是驱动药品成本增长的主要因素。实施药品成本管理策略时,保障患者的用药安全和药学服务质量是前提。药品成本预算是审查或监测药品采购合理性常用有效管理措施。

2.药学服务与外包

医疗机构的药学部门必须提供临床需要的所有药品,并确保它们在临床应用中发挥合适的疗效。考虑采用外包药学服务的医疗机构应清楚自身的目的,应进行内部需求评估、成本分析以及承包商服务能力和品格的审查,应对外包的潜在长期影响以及合同履行期限内可能的短期影响予以评价。

3.药学人员的招聘

合适的药学人员是做好药学工作的重要保障,招聘是唯一渠道。药学部门与人力资源部门通力合作,设立完善的职位说明,包括应该具备的知识、技能、经验和能力的信息以及薪资范围、能力预期和绩效评估。初试面试通常是由人力资源部门或该职位的直接主管进行的简短面试,可以对候选人是否适合该职位进行快速地评估。招聘应注意在短期需求和长期目标的平衡。

4.医院药学部门的基本标准

医院药学部门应提供全面的、有组织的药学服务,体现在:①领导力和专业管理;②药物信息与教育;③药物治疗的优化;④药物配发与管理;⑤设施、设备和信息资源;⑥药学研究。

(四)国际联合委员会认证标准

国际联合委员会(JCI)是国际医疗卫生机构认证联合委员会用于对美国以外的医疗机构进行认证的附属机构。JCI认证标准的原则是要求医院的管理制度要建立在标准之上。药品管理标准是JCI标准的重要组成。药品管理包括医疗机构向患者提供药品治疗的系统和流程,这需要医疗机构的多个学科协调工作,药物的选择、采购、储藏、医嘱处方、转录整理、配制、分发、配方、给药、记录和监测药物治疗都应有适用、有效的流程设计、实施和改进的原则。

1.组织和管理

医疗机构的药品使用必须遵守适用的法律法规,并有高效的组织管理以满足患者的需求。药品管理不仅是药学部门的责任,也是医疗机构管理者和临床医护人员应该履行的责任。有效的药品管理包括医疗机构的所有部门:住院部、门诊部和专门科室。医疗机构的组织结构和药品管理系统的运行均应遵照当地的法律法规。为确保药品管理和使用的效率和有效,医疗机构应对药品管理系统每年审核,审核药品的选择和采购、贮存、医嘱和抄录、制剂和调剂、给药和检测,重视质量和安全方面持续改进药品管理系统所存在的问题和重点。应制定相应的规章制度,对医疗机构药品管理和药品使用的各个阶段进行指导。

2.选择和采购

医疗机构必须决定哪些药品可供医师作为处方和医嘱,并且确保药品有贮备或随时可供使用。医疗机构应制定一份全部药品的目录(通称"处方集")。药品选择是一个多方协作的过程,需要综合考虑患者需求、安全和经济。药品库存不足时,应有相关的程序告知处方医师有关库存短缺状况以及建议的替代品。

3.贮存

贮存药品应遵循以下原则:药品的贮存条件应能保证药品的稳定性;应根据适用法律法规对管制药品进行严格登记;药品和用于配制药品的化学品应准确标明其成分、失效日期和注意事项;除非临床需要,高危药品尤其是浓缩电解质溶液不得贮存于病房,如贮存于病房,则应采取适当的预防措施,以免疏忽而误用;应对所有贮存药品定期检查,确保药品安全;应明确规定如何识别和存放患者的自带药品。

4.医嘱和抄录

医疗机构应制订规章制度和程序对安全开具处方、用药医嘱和抄录进行指导。医师、护士、药师和管理人员应通力协作来制订和监督这些规章制度和程序,并就如何正确地开具处方、用药医嘱和抄录进行培训。患者使用的所有药品应记入患者处方或用药医嘱,字迹清晰,减少因字迹潦草而危及患者的安全或延误治疗。

5.制剂和调剂

药学部门或病区应在清洁安全的环境中制剂和调剂,应明确"安全、清洁的制剂和调剂环境"的适用标准。配制无菌制剂或细胞毒性药品的工作人员应接受无菌技术操作培训或配备,使用带风帽的连体防护服。

6.给药

具备资格的护理人员方可对患者给药,某些药品的给药权限需要适当限制,管制药品或放射性和试验性药品应限定给药权。

7.监测

患者及其医师、护士和药师应协同监测患者的用药情况。监测的目的是评价药品对患者疾病的疗效和不良反应以及监测血常规、肾功能、肝功能等,并对用药的剂量或品种进行相应的调整。应建立报告药物不良事件和限定报告时间的规定。

第二节　组　织　管　理

一、医院药事管理组织

(一)组织架构

医疗机构应设立医院药事管理与药物治疗学委员会(二级、三级医院),或药事管理与药物治疗学组(一级及以下医院),以下简称药事委员会。药事委员会下设 5 个工作小组:医院药品质量管理小组、麻醉精神药品管理小组、临床药品不良反应监测小组、抗菌药物临床应用管理小组和处方点评小组。

(二)成员资质

药事委员会委员由具有高级(或中级)技术职务任职资格的药学、临床医学、护理和医院感染管理、医疗行政管理等人员组成。

医疗机构负责人任药事委员会主任委员,分管院长、药学和医务部门负责人任药事委员会副主任委员。

(三)工作职责

药事委员会主要职责:贯彻执行医疗卫生及药事管理等法律、法规、规章和技术管理规范;审核、监督实施本机构药事管理和药学工作规章制度;制定本机构药品处方集和基本用药供应目录;推动药物治疗相关临床诊疗指南和药物临床应用指导原则的制定与实施,监测、评估药物使用情况,提出干预和质量改进措施,指导合理用药;分析、评估用药风险和药品不良反应或损害事件;建立药品遴选制度,审核批准引进或剔除药品;监督、指导麻醉精神药品、医疗用毒性药品、放射性药品、高危药品、抗菌药物、抗肿瘤药物和辅助药品等药品临床使用与规范化管理;对医务人员进行药事管理法律法规、规章制度和合理用药教育培训等。应定期召开药事委员会全体成员会议(每年不少于 3 次),行使药事会职、权、责,促进医院药事管理和药物治疗水平。

二、药学部门设置管理

(一)部门设置及岗位设置

根据医院规模、任务与药学专业技术工作的实际情况,设置相应的药学部门,包括药品供应、调剂部门、制剂生产和质量控制、临床药学和药学研究等,设置相应药学岗位,包括药事管理、质量控制、药品采购、调剂、静脉配置、制剂生产、临床药师和药学研究等岗位。药学部门名称规范,建议使用药学部、药剂科、门诊药房、住院药房、急诊药房、中药房、制剂室、质量检验室、特需药房、外宾药房、放射科药房、卫星药房、手术室药房、静脉配置中心、临床药学科(室)、临床药理科(室)、药学情报室、药学研究室等。

(二)场地要求

药学部的工作场所应能保障其正常工作的开展,区域划分合理,工作区与非工作区应分开。

1.药库

面积与医院床位数匹配。病床 100～500 张,药库面积 80～300 m²;病床 501～1 000 张,药库面积 300～400 m²;病床 1 000 张以上,每增加 150 张床,药库面积递增 30 m²。

2.门诊药房

日门诊量 100～500 人次,药房面积 80～110 m²;日门诊量 501～1 500 人次,药房面积 110～160 m²;日门诊量 1 501～2 500 人次,药房面积 160～200 m²;日门诊量 2 500 人次以上,每增加 1 000 人次,药房面积递增 60 m²;日门诊量＞4 500人次,每增加 1 000 人次,药房面积递增 40 m²。

3.住院药房

病床 100～500 张,药房面积 80～180 m²;病床 501～1 000 张,药房面积 180～280 m²;病床 1 000 张以上,每增加 100 张床位,药房面积递增 20 m²。住院药房内设有静脉配置中心的,药房面积减少约 30%;仅配置高危药品和肠外营养液的,药房面积减少 5%～10%。

4.静脉配置中心

按临床输液的实际情况,建设符合标准的静脉配置中心。肠外营养液和高危药品必须实行集中调配供应。

5.临床药学

按医院临床药师制工作情况,设置临床药学工作场地,以保障临床药学服务实践与研究工作的开展。

6.教学和科研区域

承担医院药学教学和科研任务的医院,应当设置相应的教学和科研区域。

三、人力资源和培训管理

(一)药学部门人员数量、资质

药学专业人员占医院卫技人员的比例≥8%。三级医院具有副高级以上药学人员应当不低于13%（教学医院应当不低于15%），具有药学本科以上学历的应不低于30%，专职临床药师至少5名；二级医院具有副高级以上药学人员的应当不低于6%，具有药学本科以上学历的应当不低于20%，专职临床药师至少3名。二级及以上医院，药学负责人要求是学科带头人和药学专业高级职称；中、西药房负责人要求是主管药师及以上和本科学历。专职临床药师要求是有药学本科及以上学历，规范化培训获得合格资质的人员。

(二)继续教育

医院药学专业技术人员应按照《继续药学教育试行办法》参加继续教育。凡属继续药学教育项目、自学、发表论文、教学与科研成果奖、出版专著、文字声像教材、解决疑难复杂技术问题等，均属继续医学教育活动。药学部建立继续药学教学登记、考核、审评制度。

(三)医院药师规范化培训

为确保医院药师获得医院药学工作的专业知识和专业技能，胜任医院药师工作，高等医药院校药学专业本科及硕士研究生毕业后接受医院药师规范化培训，以达到医院药师的基本标准和要求。培训分两个阶段，时间为3年和2年。第一阶段在医院药学部从事基础药剂学专业的各项实践工作，考核合格者进入第二阶段培训；第二阶段进行定向专业培训，达到医院药师的基本标准以及参加药学研究与新药评价工作。

(四)临床药师岗位培训

符合资质的医院药师经过国家或地方临床药师规范化培训，通过理论和实践相结合的培训，经考核合格后获得证书，从事临床药师工作。

四、设施和设备管理

(一)药品供应基本设施和设备

设置大窗口或柜台式发药系统和门诊药房发药显示屏，逐步配备全自动分包装系统、自动化调剂配方系统和药品管理信息系统；配备药品冷藏柜、麻醉和第一类精神药品专用柜、药品专用储存柜、温湿度控制系统等药品储存必须设备;配备药品管理和药品调配信息系统;配备药品质量检测基本仪器如分析天平、显微镜、酸度计、紫外可见分光光度计等。

(二)药学服务基本设施和设备

根据医院规模、承担的任务和工作量等实际情况,配备与开展药品质量监控和临床药学、新药临床研究与药学教育、药学研究等工作相适应的设备与设施。建立临床药师工作站,有效参与临床药物治疗。建立药学信息系统、临床用药支持系统、合理用药监测评价系统、血药浓度监测系统等,促进临床合理用药。

(三)制剂室基本设备与设施

根据配制制剂的工作量、剂型、品种和药品监督管理部门的相关规定,配备与开展医院制剂工作相适应的设备与设施。

第三节 药 品 管 理

一、药品的流程管理

(一)采购

药学部的药库负责全院的医疗、教育和科研用药品采购。医院"药品供应目录"由医院药事委员会审定批准,药库须严格按照医院"药品供应目录"采购药品,目录外药品采购须有相应的审批制度和流程。新药采购严格按照医院药事委员会的决议进行,首次购进药品前应做好首营药品管理工作,保障购进药品的合法性和质量可靠性。药品采购应根据临床用药特点和用量,制订科学合理的采购计划,保障临床用药可获得性,同时维护合理的药品库存周转率,采购价格和形式严格遵照国家药政管理的各项法规要求。药品采购时应与供货企业签订《药品质量保证协议书》,并严格执行和监督对方执行《药品质量保证协议书》的每一项条款。特殊药品毒、麻、精、放以及易制毒化学品、危险化学品的采购须严格按《中华人民共和国药品管理法》《医疗机构麻醉药品、第一类精神药品管理规定》《医疗用毒性药品管理办法》《易制毒化学品管理条例》等国家法律法规的要求进行采购。认真做好麻醉药品及第一类精神药品购用印鉴卡的定期换证工作,保持合理库存,认真做好易制毒化学品的公安局申购备案工作。药品供货商的指定需经医院药事委员会审定批准,药库须建立药品供应商资质档案,保障供应商资质的合法性,对供应商的药品供应能力、服务质量等做定期评价。定期将医院的药品采购情况、部门领用情况、库存情况(包括库存周转率、滞销药品、断货率)进行数据汇总分析、上报,为医院的药品管理决策提供依据。采购药品须经规范验收后方能入库。药品验收要求对品种、批号效期、数量进行核实,对外观质量进行质量验收,合格后方能验收入库,并做好验收记录和票、账、物管理。对于麻醉药品、精神药品、易制毒化学品和危险品入库验收必须做到货到即验,至少双人开箱验收,清点验收到最小包装,验收记录双人签字。首次购入的首营药品应会同采购员一同验收。

(二)调剂

严格遵照国家处方管理办法要求,加强医院处方管理,包括医师处方权限、处方量的管理、药师调剂权限管理、处方书写规范管理、处方用药适宜性判断等。药品调剂必须经由审核、调配、核对和发放 4 个步骤。

1.审核

具有药师及以上职称人员负责处方或医嘱的用药适宜性审核,发现用药不适宜应当反馈处方医师,经其确认或者重新开具处方后方能调配。

2.调配

应当按照操作规程调配处方药品,做到"四查十对":查处方,对科别、姓名、年龄;查药品,对药名、剂型、规格、数量;查配伍禁忌,对药品性状、用法用量;查用药合理性,对临床诊断。在完成处方调配后,应当在处方上签名或者加盖专用签章。

3.核对

具有药师及以上职称人员负责处方或医嘱的核对。认真审核调配的药品是否与处方或医嘱相符,正确书写药袋或粘贴标签,注明患者姓名和药品名称、用法和用量。

4.发放

具有药师及以上职称人员负责药品的发放。向患者交付药品时,按照药品说明书或者处方医嘱用法,进行用药交代与指导。完成处方发放后,应当在处方上签名或者加盖签章。

二、药品的质量管理

(一)药品的储存养护管理

药库的房屋要求建筑坚实、室内干燥通风、门窗牢固,有基本的防火防盗设施。仓储区域标示清晰,药库实行色标管理,待验区为黄色,待退区为绿色,不合格区为红色。药品应根据其性质及存贮要求分别贮存于冷库、阴冷库或常温库,对温湿度进行监测,发现库房的温湿度超出临界范围时,及时采取调整措施,使其恢复到规定的温湿度范围内,并予以记录。做好设备保养,防霉、防蛀、防虫等。药品应严格按照仓位存放在货架或地仓板上,严禁货物直接接触地面、倒置及混垛现象,药品与仓库地面、墙、顶、空调等之间应留有相应的间距,与地面的间距≥10 cm。严格效期管理,按照先产先出的原则。仓库管理员应定期对库存药品进行养护,检查药品质量及保管措施,发现问题及时处理。对于麻醉药品、精神药品和毒性药品另设特殊药品专库,不与其他药品同库存放,设置防盗监控和专用保险柜,专库和专柜应当实行双人双锁管理。对化学危险品另设危险品仓库,并按公安部门要求进行统一管理。专库管理人员由医务处、药学部指定,经保卫部审查合格并通过公安部门培训方可上岗。

(二)药品的冷链管理

对贮藏温度要求为冷藏(2~8 ℃)的药品应做全程冷链管理,保证这类药品在运输、贮藏、配制、院内运送、病区暂存全过程的 2~8 ℃温度要求,有 24 小时温度监控措施。

(三)药品的效期管理

药品应按临床需要有计划采购和申领,防止药品储存过长而失效。药品贮存养护时须定期翻垛、药品调配时须执行"先进先出、近期先用"原则。所有药品应定期检查有效期,建立近效期药品警示制度,加强对近效期药品的监控,药品滞销不用时,应及时反馈、联系退回,防止药品过期失效。

三、药品的预算和账物管理

(一)药品的预算管理

药品成本的增长高于其他医疗费用增长,控制药品成本已成为控制医疗总费用的长期而有效方法。药品的预算管理就是指医院对医院药品的年度使用量进行预算管理,包括药库药品、门急诊和住院药房药品、病房药品以及临床科室药品的预算管理,确保药品成本在预算控制范围内,从而实现药品成本在宏观和微观层面的有效控制或调控。药品的价格、使用情况、药品更替和创新是驱动药品成本增长的主要因素。实施药品预算管理时,保障患者的用药安全和药学服务质量是前提。

(二)药品的账物管理

建立药品账物管理制度,逐步实现药品数量信息化实库存管理。所有药品出入药库或调剂部门的操作应有凭证、可追溯,并在医院药品管理系统中进行,包括常规的药库药品采购、调剂部门的药品申领、调剂部门之间的药品调拨、退药、临床常备药品的申领、医疗保障用药的申领、医嘱用药的调剂等。药库和调剂部门定期对药品进行进、销、存实库存盘点,核对电脑结存数和货架实物数,统计药品盘盈、盘亏、报损、报溢数量,并分析原因。统计报表报科主任及分管院长审核,确认后交医院财务。麻醉药品、一类精神药品等特殊管理药品,设立一品一账册,每次药品出、入库由专人(做账人员)凭发票或双方签名确认的领药单登记药品数量,有交接登记制,日结月清并定期进、销、存盘点。一旦有账物不符,要及时查清原因,及时向医院及卫生行政部门上报情况,严防麻、精药品的流失。

四、药品的信息化管理

医院药品信息系统是医院信息管理软件的重要组成,用于中、西药库及调剂部门的药品管理。系统应具有以下几种功能:能与其他医院信息管理系统联网实现信息共享,如药品的基本信息、批号、效期等;管理功能全面,实现药品信息的全面管理,包括药品的数量和金额管理;具有查询和报表功能,可多条件或模糊查询,为药品管理提供依据,提高管理效率。药品管理信息系统的实体有管理员、药品、患者、供应商、仓库。管理员实体包括管理员账户、管理员密码、管理员权限。药品实体包括药品编号、药品名称、批准文号、药品剂型、药品规格、生产日期、有效日期、生产厂家、药品价格及调剂信息、招标情况等。患者实体包括患者编号、患者姓名、患者病情。供应商实体包括供应商编号、供应商名称、供应商联系电话。药品信息化基本模块有用户管理模块、普通查询模块、库存管理模块、消耗管理模块、高级查询模块。

五、药品的安全管理

(一)新药引进管理

凡属医院药品目录以外的、未在本医院使用过的药品均被视为新药,即当药品的通用名、剂型、规格、生产厂家这 4 个属性中任何一个不同于医院药品目录中的药品均被视为新药。医院药事委员会对新引进药品实行申请审评制。按照有关法规,遵循"严格审核制度,兼顾医疗、科研、教育"的宗旨。严禁科室、个人私自采购药品供临床使用。新药引进程序:临床医师申请、所在科室主任审核同意、药事相关专家初审、药事委员会终审、新药公布和采购、新药使用评价、医院药品目录的调整。新药申请人资质要求：有丰富临床经验、有较高的药物治疗和评价能力的在职临床医师。科主任负责对申请人提交的新药报告审核，从新药的安全性、有效性和经济性以及自身医疗、科研或教学需要等方面进行评价，批准后签字提交至药事委员会办公室。药事相关专家对新申药品的合法性、质量可靠性、药剂学、药理学、药动学、药效学、安全性和经济性等初审，同时对新申药品和医院现有同类、同种品种做比较分析，提出初步评审意见提交药事委员会。药事委员会全体委员做讨论，是否同意引进新药采取全体委员会委员无记名投票方式，2/3 及以上票数为通过，最后由主任委员汇总讨论意见，形成会议决议。药事委员会办公室根据药事委员会的决议，发出新药批准文件，交送药学部执行。药学部做好首营药品的资料建档，编写新药注意事项和信息资料供临床参考，与相关的临床科室沟通后，确定购买药品相关事宜，药库适时采购药品。对新批准的药品，相关临床科室和药学部门在开始使用 6 个月内，应严密观察药品的临床疗效、不良反应等。药事委员会根据临床专家对新药使用的反馈，在 6 个月内写出该新药的临床应用分析报告以及安全性评价，确定继续使用或剔除药品的决定。新药在临床正常使用 2 年后，应收编入医院的药品目录及处方集中。

(二)药品目录管理

加强医院药品目录管理，确保医院药品供应全覆盖统一管理。药事委员会负责医院药品供应目录的核定以及医院药品处方集的修订，药品供应目录应定期修订。药学部负责医院药品目录的编写，根据药事委员会颁布的医院药品目录将所有药品信息录入系统并定期维护，以保障医师医嘱所开具的药品在医院药品目录之内。临床应急需要用医院目录外药品时，可申请临时采购药品，任何科室、个人不得私自采购或使用目录外药品。

(三)特殊药品管理

根据《中华人民共和国药品管理法》，国家对麻醉药品、精神药品、医疗用毒性药品和放射性药品实行特殊管理，以保证其合法、合理使用，发挥其防治疾病的作用。医院对特殊药品的管理和使用必须严格按照国家《药品管理法》及相关《医疗用毒性药品管理办法》《医疗机构麻醉药品、第一类精神药品管理规定》《麻醉药品和精神药品临床应用指导原则》《处方管理办法》等法规文件执行。

1.麻醉药品和精神药品的管理

麻醉药品和第一类精神药品的采购须根据医疗需要编制年度采购计划,向当地药品监督管理部门提出申请,经核准后获得印鉴卡,凭印鉴卡及核准的数量到指定医药公司购药,数量不足时可申请追加。麻醉药品和第一类精神药品的管理采取五专管理和三级管理。专人负责(包括采购、验收、储存保管、调配、专窗)、专柜加锁(库房要求专库、专用保险柜、监控设施、报警装置联网)、专用账册(内容包括日期、凭证号、领用部门、品名、剂型、规格、单位、数量、批号、有效期、生产单位、发药人、复核人和领用人签字)、专册登记(内容包括发药日期、患者姓名、用药数量)、专用处方。三级管理要求药库对药房进行监管,药房对病区和患者进行监管,各病区及手术室可根据医疗实际需要申报备用一定品种和数量的麻醉药品和第一类精神药品,按基数管理。麻醉药品和第一类精神药品的使用管理须做到如下要求。处方权:经注册后具有执业医师资格的医师经过有关麻醉药品和精神药品使用知识的培训和考核合格取得麻醉药品和第一类精神药品的处方权。三级医院可自行考核并授予执业医师处方权、药师调剂权;二级及一级医院须经区卫生行政部门考核并授予执业医师处方权、药师调剂权。专用病历(门急诊首诊病历制):癌痛和中、重度慢性疼痛患者如需长期使用麻醉药品,首诊医师应当建立专用病历并留存,应包括二级以上医院开具的诊断证明、患者有效身份证明文件、为患者代办人员身份证明文件、签署的知情同意书。专用门诊病历由医院统一编号后予以保管,专用于麻醉药品、第一类精神药品的配用,不能用于其他疾病的诊疗和药品的配用。

2.毒性药品的管理

医疗机构须向有毒性药品经营许可的药品经营企业购买毒性药品。毒性药品须由具有责任心强、业务熟练的主管药师以上的药学人员负责管理,设毒剧药柜,实行专人、专柜加锁、专用账册。专柜上必须印有规定的毒药标识。毒性药品应每天盘点一次,日清月结,做到账物相符。日常应严格毒性药品交接制,交接时须在账册上签字,做到账物相符。医院及科室负责定期监管毒性的安全管理。患者如需用毒性药品,应由多年实践经验的主治医师处方,并写明病情及用法。毒性药品须按药典规定每次处方剂量不得超过二天极量。调配毒性药处方时,必须认真负责,称量要准确无误,处方调配完毕必须经另一药师复核后方可发出,并行签名。对处方未注明"生用"的毒性中药,应当付炮制品。如发现处方有疑问时,须经原处方医师重新审定后再行调配。处方一次有效,并保存两年以备后查。发现毒性药品账物不符时,当事人须立即上报,及时找寻原因,防止毒性药品流弊。发现毒性药品有损、溢时,当事人须及时填报报损、报溢报表,上报药学部门负责人、主管院长。

(四)高危药品管理

高危药品是指药理作用显著且迅速,一旦用错或即使在正常剂量下也易危害人体安全的药品,包括高浓度电解质制剂、肌肉松弛剂、细胞毒性药品、抗血栓形成药、镇静药和麻醉药等。高危药品应按药品的储存要求,设置专柜或专区,不得与其他药品混合存放.且有醒目标识以与普通药品区别。高危药品由药房统一储存,病区或诊室如确实需要,须由所在科室主任与存放病区负责人提出申请,设置专柜或专区,上锁存放。加强高危药品的数量管理和效期管理,每天清点药品数量,保持先进先出,保证药品安全有效。高危药品调配发放和使用要实行双人复核,药房配发高危药品应与其他药品分开放置并有标识,确保使用准确无误。有条件的医院应对高危药品实行静脉药物配置中心(PIVAS)集中调配,由经过规范培训的专业人员负责配置,配置成安全浓度后才送至病房。只有在非常紧急的抢救情况下才可由病区配置至安全浓度后使用。加强高危药品的不良反应/事件监测。临床科室(病区、诊室)备用药品、抢救车药品管理。药学部门应加强对临床科室(病区、诊室)备用药品、抢救车药品的管理力度。建立病区、诊室和药学部门之间备用药品、抢救车药品的基数管理。药剂人员定期下病区和诊室,对备用药品、抢救车药品做监管和检查,确保药品品种、数量、有效期及使用、保管等规范,发现问题及时整改。

(五)患者自备药品管理

自备药品一般指住院期间患者使用非本院药学部门供应的、由本人或其家属带入的药品。原则上医院不接受患者使用自备药品,仅当医院无此药或无同类药物且患者病情需要时方可自备使用。患者或其家属提供的自备药品必须是合格药品,并提供购药发票、药品检验报告书(生物制品合格证)、药品说明书,否则医院有权拒绝。使用程序:在患者入院须知中标明自备药品使用原则、程序及注意事项,患者入院时由主管医师告知患者或其家属,患者签署入院须知。使用自备药品时住院用药医嘱单上须注明"自备药品"。自备药品可由患者自行保管,按药品说明书要求储存药物,患者使用自备药品时须告知护士,由护士按常规要求查对品名、生产厂家、规格、批号、效期及配伍禁忌等,并做好给药记录。

(六)退药管理

按国家有关规定,药品一经发出原则上不允许退药。如遇特殊情况确实需要退药时,如药品质量问题、药品不良反应、患者死亡、错误处方等,则须遵循如下原则:已开启的或外包装已变形的药品不得退还、需冷藏保存的药品不得退还、特殊管理药品不得退还。退药前药学人员必须核实药品发票和取药副联单、仔细核实药品名称、规格、批号、效期和外包装质量等,确认该药品为医院药品后,方可启动退药程序;在发票和取药副联单的药品名称上注明"同意退药"并签字,患者至处方医师或医院指定部门开具退方,凭退方至财务处退费。药学人员将退药信息输入电脑,包括患者姓名、科别、药品信息及退药理由、医师姓名等,定期对退药进行汇总和分析,报备相关部门,促进医疗质量持续改进。

(七)药品召回管理

有下列情况发生的必须召回药品:接上级部门的药品召回通知或国家通报的不合格药品、假药、劣药;药品生产企业或药品供应商书面要求召回的药品;遭患者投诉并证实的不合格药品;在验收、保管、养护、发放、使用过程中发现的不合格药品;临床发现有严重不良反应的药品;有证据证实或高度怀疑的被污染的药品。具体操作如下:按召回要求立即通告全院停止使用,召回在各病区或各药房的药品,退回药库;查找处方或病历信息,找到用药患者,通知其停止服药,尽快送回或取回药品;药库应将召回药品隔离在规定的储存区(不合格区),对召回药品的批号、数量等相关信息进行确认后填报药品召回记录(包括名称、批号、实施召回的原因等基本信息)备案;通知供应商,按召回程序退回药品。

(八)捐赠药品管理

医院应建立捐赠药品管理制度和使用原则,捐赠药品必须是合格药品。由供应商、厂家、社会团体无偿提供给医院,包装上印有"非卖品""赠送药品"等字样。医院用药目录已有的捐赠药品应报药事委员会备案,医院用药目录以外的捐赠药品,须经药事委员会讨论同意方可在医院使用。赠方应提供捐赠药品的批准文号、检验报告书等资料,药学部门负责捐赠药品的资质和质量验收、入账、储存保管和调剂发放。任何药品企业不得以捐赠药品形式抵扣药价、任何捐赠药品不得直接出售给患者。捐赠药品应免费给特定情况的患者,或用于特定医疗任务,用药前应签署知情同意书。

第四节　临床用药管理

一、药品不良反应监测、上报及应对处理

（一）定义

药品不良反应（adverse drug reaction，ADR）是指合格药品在正常用法用量下出现的与用药目的无关的有害反应。ADR 报告和监测是指 ADR 的发现、报告、评价和控制的过程。

（二）国内相关法规

《中华人民共和国药品管理法》规定：国家实行 ADR 报告制度。发现可能与用药有关的严重 ADR，必须及时向当地药品监督管理部门和卫生行政部门报告。《医疗机构药事管理规定》规定：医疗机构应当建立 ADR、用药错误和药品损害事件监测报告制度，医疗机构临床科室发现 ADR、用药错误和药品损害事件后，应当积极救治患者，立即向药学部门报告，并做好观察与记录。

（三）不良反应监测基本要求

1.制度与人员

医疗机构应当建立 ADR 报告和监测管理制度，应当设立或者指定机构并配备专（兼）职人员，专（兼）职人员应当具备科学分析评价 ADR 的能力。

2.上报流程

医疗机构应当建立 ADR 报告和监测的流程，医护人员发现不良反应需根据流程进行上报。

3.报告时限

医疗机构发现或者获知新的、严重的 ADR 应当在 15 天内报告，其中死亡病例须立即报告；其他 ADR 应当在 30 天内报告。

4.应对处理

医疗机构发现 ADR 后，需根据其严重程度采取停药、治疗等处理措施，避免ADR 给患者带来进一步的损害。

(四)安全管理

(1)医疗机构应当建立临床 ADR 监测管理领导小组和工作小组,由药事管理委员会正副主任分别担任领导小组正副组长,药学部门、医务处、护理部等部门负责人担任组员。

(2)药学部门设立 ADR 监测办公室,药学部门负责人兼办公室主任,设专职药师负责 ADR 监测与报告的日常工作,每季度将医院 ADR 的报告情况进行汇总分析,采用合适的形式向医务人员通报。

(3)医院建立 ADR 监测网络,临床科室对所发现的 ADR 应及时对患者采取相应的救治措施并及时认真填写药品不良反应/事件报告表。

(4)在病区、门急诊部、药房、注射室等药品使用、调剂部门设立 ADR 监测点,并设置 ADR 监测员,药学部门设 ADR 联络员与 ADR 监测员定期联系,协助进行 ADR 监测、评估、收集与报告。

(5)ADR 报告范围:新药监测期内的药品应报告该药品发生的所有不良反应;新药监测期已满的药品,报告该药品引起的新的和严重的不良反应;进口药品自首次获准进口之日起 5 年内报告该进口药品发生的所有不良反应;满 5 年的,报告该进口药品发生的新的和严重的不良反应。

二、用药错误

(一)定义

用药错误是指药品在临床使用及管理全过程中出现的、任何可以防范的用药疏失,这些疏失可导致患者发生潜在的或直接的损害,包括错误的药物、剂量、患者、途径、速度和时间以及药物渗出或过期等。用药错误可发生于处方(医嘱)开具与传递;药品储存、调剂与分发;药品使用与监测;用药指导及药品管理、信息技术等环节。其发生可能与医疗行为、医疗产品(药品、给药装置等)、工作流程与系统有关。ADR 和用药错误同样会导致患者伤害,二者是药物不良事件的重要组成部分。ADR 和用药错误的区别在于 ADR 是药品的自然属性,而用药错误属于人为疏失。

(二)分级

根据用药错误造成后果的严重程度,可将用药错误分为 9 级。A 级:客观环境或条件可能引发错误(错误隐患);B 级:发生错误但未发给患者,或已发给患者但患者未使用;C 级:患者已使用,但未造成伤害;D 级:患者已使用,需要监测错误对患者的后果,并根据后果判断是否需要采取措施预防和减少伤害;E级:错误造成患者暂时性伤害,需要采取处置措施;F级:错误对患者的伤害可导致患者住院或延长患者住院时间;G级:错误导致患者永久性伤害;H级:错误导致患者生命垂危,须采取维持生命的措施(如心肺复苏、除颤、插管等);I级:错误导致患者死亡。上述9级可归纳为以下4个层级。第一层级:错误未发生(错误隐患),包括A级;第二层级:发生错误,但未造成患者伤害,包括B、C、D级;第三层级:发生错误,且造成患者伤害,包括E、F、G、H级;第四层级:发生错误,造成患者死亡,包括I级。

(三)报告

发生用药错误,鼓励自愿报告。国家卫健委于2012年成立合理用药国际网络(INRUD)中国中心组临床安全用药组,建立全国临床安全用药监测网,接收各级医疗机构的用药错误报告。监测网设立国家级、省市级和医疗机构级三级结构。用药错误采取网络实时报告,网址为 http://inrud.cdidin.com,采用用户名和密码登录。监测网具备数据统计和分析功能。

(四)安全管理

(1)医院成立用药错误处置小组,成员由医务、临床科室和药学部门负责人组成。处置时应迅速召集临床专家会诊,确定治疗方案和积极救护,迅速控制和追回药品,控制事态发展,实现快速高效的处置用药错误造成或可能造成的人身损害,确保对患者造成的危害降至最低。

(2)应控制医务人员适当的工作强度,改善工作环境,减少因工作负担过重引发疲倦、环境等因素造成的用药错误。加强信息化建设,减少不必要的人工操作。

(3)建立合理、简明的工作流程,严谨的岗位职责,加强医务人员的基于岗位胜任力的专业技能培训,将用药错误的识别和防范作为培训内容之一,构建良好的医疗安全文化。

(4)应向药事委员会和院务会提交用药错误处理报告,内容包括发生事件科室的基本情况、时间发生的原因、处理经过、有关对策、处理结果、影响评估、事态的发展趋势等。相关部门及时修订相关制度或流程,制订整改措施。

三、超说明书用药

(一)定义

超说明书用药也称药品未注册用法,指药品使用的适应证、给药方法或剂量不在药品说明书之内的用法,具体包括给药剂量、适应人群、适应证或给药途径等与药品说明书不同的用法。超说明书用药一般有相关研究的文献报道或循证医学证据支持。

(二)国内相关法规

《处方管理办法》和《医疗机构药事管理规定》规定:要求药师应当按照药品说明书或者处方用法,进行用药交代与指导。应当遵循有关药物临床应用指导原则、临床路径、临床诊疗指南和药品说明书等合理使用药物。我国尚未有超说明书用药的专项管理法规发布。2010年广东省药学会印发国内首个《药品未注册用法专家共识》。在保证患者获得必要治疗的同时,让临床医师与药师的法律风险降到最低。

(三)国外相关法规

1982年美国国家食品药品监督管理局(SFDA)对"药品未注册用法"发表声明:"不强迫医师必须完全遵守官方批准的药品说明书用法"。若"药品未注册用法"是根据合理的科学理论、专家意见或临床对照试验获得的,是为了患者的利益,"药品未注册用法"是合理的。1992年美国医院药师学会(ASHP)对"药品未注册用法"发表声明:很多情况下,"药品未注册用法"代表患者最需要的治疗信息,如果认为"药品未注册用法"是"试验性的用法"这将限制患者获得治疗的权利。"医师采取的治疗决定应与患者需要一致",这是ASHP的基本原则。2000年第52届世界医学协会联合大会修改《赫尔辛基宣言》,称"当无现存有效的预防、诊断和治疗方法治疗患者时,若医师觉得有挽救生命、重新恢复健康或减轻痛苦的希望,那么在取得患者知情同意的情况下医师应该不受限制地使用尚未经证实的或是新的预防、诊断和治疗措施。"

(四)安全管理

药品未注册使用须经药事委员会审核批准,制定超说明书用药管理规定,对临床医师超说明书用药给予科学的管理,使患者受益、使临床医师规避个人风险。药品未注册用法先决条件如下。

(1)在不影响患者生活质量或危及生命的情况下,无合理的可替代药品。

(2)用药目的不是试验研究。

(3)有合理的医学实践证据,即有临床循证依据。

(4)经医院药事委员会批准。

(5)保护患者的知情权,须签署知情同意书。

四、抗菌药物临床应用管理

(一)定义

抗菌药物是指具有杀菌或抑菌活性的药物,主要供全身应用(个别也可局部应用)的各种抗生素以及喹诺酮类、磺胺类、硝基咪唑类、硝基呋喃类等化学合成药物。抗菌药物为细菌、放线菌、真菌等微生物经培养而得到的,或为化学合成或半合成法制造的相同或类似的药物。抗菌药主要分为八大类,其中 β-内酰胺类包括青霉素类、头孢菌素类、碳青霉烯类、含酶抑制剂的 β-内酰胺类及单环酰胺类等;氨基糖苷类;四环素类;喹诺酮类;叶酸途径抑制剂类;氯霉素;糖肽类包括万古霉素和替考拉宁;大环内酯类。抗菌药物的应用需根据不同的感染性疾病进行合理选择,抗菌药物临床上用于细菌、衣原体、支原体、立克次体、真菌等所致的感染性疾病,非上述感染原则上不用抗菌药物。抗菌药物的临床应用范围广泛且品种繁多,临床应用管理的目的是有效控制感染,同时减少患者不良反应与细菌耐药性的产生。抗菌药物的合理应用主要体现在选择的药物品种、剂量、用药时间、给药途径、疗程是否与患者的感染状况及其生理、病理状态相适宜。

(二)国内相关法规

《抗菌药物临床应用指导原则》指出:抗菌药物按非限制使用、限制使用与特殊使用 3 类进行分级管理。临床选用抗菌药物应根据感染部位、严重程度、致病菌种类以及细菌耐药情况、患者病理生理特点、药物价格等因素加以综合分析考虑,参照"各类细菌性感染的治疗原则及病原治疗",一般对轻度与局部感染患者应首先选用非限制使用级抗菌药物进行治疗;严重感染、免疫功能低下者合并感染或病原菌只对限制使用级抗菌药物敏感时,可选用限制使用级抗菌药物治疗;特殊使用级抗菌药物的选用应从严控制。医院应当按照《处方管理方法》《医疗机构药事管理规定》《抗菌药物临床应用指导原则》《中国国家处方集》《抗菌药物临床应用管理办法(征求意见稿)》等规章、规范性文件和技术规范,建立抗菌药物遴选和定期评估制度。

(三)抗菌药物分级管理

1.非限制使用级

非限制使用级抗菌药物是指经临床长期应用,证明安全、有效,对细菌耐药性影响较小,价格相对较低的抗菌药物。

2.限制使用级

与非限制使用级抗菌药物相比较,限制使用级抗菌药物在疗效、安全性、对细菌耐药性影响、药品价格等某方面存在局限性,不宜作为非限制药物使用。

3.特殊使用级

特殊使用级抗菌药物是指不良反应明显,不宜随意使用或临床需要倍加保护以免细菌过快产生耐药而导致严重后果的抗菌药物;新上市的抗菌药物;其疗效或安全性任何一方面的临床尚较少,或并不优于现用药物者;药品价格昂贵者。

(四)抗菌药物分级目录

根据国家卫生计生委《抗菌药物临床应用指导原则》,结合医疗机构具体情况制订本机构抗菌药物分级目录。医院对临床抗菌药物分级使用的管理和监督据图如下。

(1)应成立抗菌药物使用的监督管理机构并制定相关制度,成立专家组,负责督查本医疗机构抗菌药物合理应用情况。

(2)根据医院细菌耐药性情况,修订医院抗菌药物临床使用实施细则。

(3)应设立微生物培养、鉴定与药敏试验的实验室,监测全院细菌耐药情况,定期报告监测结果。

(4)提倡在使用或更改抗菌药物前采集标本做病原学检查。

(5)应制订监测本机构抗菌药物合理应用的监测方式,建立动态监测预警制度,定期评价抗菌药物的应用。

(6)医院定期组织医务人员进行抗菌药物合理使用、抗菌药物滥用危害、医院感染、抗菌药物耐药性监测等相关性等知识的宣教,提高全院抗菌药物合理使用水平。

(7)"国家卫生计生委抗菌药物监测中心""抗菌药物监测中心"的各成员单位,应按要求及时上报本单位抗菌药物监测数据,并根据监测中心的反馈结果调整医疗机构的抗菌药物的使用。

(8)制定临床医师使用抗菌药物的权限及使用细则。

(五)抗菌药物的联合用药原则

(1)抗菌药物的联合应用要有明确指征,单药可有效治疗的感染,不应联合用药。

(2)对于肝、肾功能不全患者,新生儿患者,小儿患者,老年患者,妊娠期和哺乳期患者等特殊人群的抗菌药物的使用,结合患者的具体情况,权衡使用抗菌药物的利弊等情况综合考虑后决定。

(3)联合应用一般为两种或两种以上抗菌药物的联合应用,以获得协同抗菌作用。联合用药适用于下列情况:①病原体不明的严重感染(包括免疫缺陷者的严重感染);②单一药物不能有效控制的严重感染;③单一药物不能有效控制的混合感染;④长期用药存在潜在耐药的患者;⑤联合用药可降低主药剂量或毒性的。

五、静脉输注用药管理

(一)定义

静脉用药调配中心(室)(PIVAS)是提供肠外营养液、危害药品和其他静脉用药集中调配和供应的场所。静脉用药集中调配是指医疗机构药学部门根据医师处方或用药医嘱,经药师进行适宜性审核,由专业人员按照无菌操作要求,在洁净环境下对静脉用药物进行混合调配,使其成为可供临床直接静脉输注使用的成品输液操作过程。

(二)相关法规和规范

医疗机构 PIVAS 的运行和管理应当参照《静脉用药集中调配质量管理规范》和《静脉用药集中调配操作规程》。

(三)安全管理

(1)PIVAS 应由医疗机构药学部门统一管理,并制定相关管理制度、人员岗位职责和标准操作规程。静脉用药集中调配的全过程需进行规范化质量管理。PIVAS 相关质量管理文件包括标准管理规程(SMP)、标准操作规程(SOP)、标准技术规程(STP)。

(2)PIVAS 各级人员有明确分工和基本岗位要求:PIVAS 工作的药学或护理专业技术人员,应有明确的岗位职责,包括 PIVAS 主任、VAS 药学组长、护士长、审方药师、排药贴签、加药混合、核对包装、维护工程师、物料管理、药库管理和工务员等。人员有健康档案和相关培训。

(3)房屋、设施和布局基本要求应符合《静脉用药集中调配操作规程》的相关规定。

(4)仪器和设备须经国家法定部门认证合格,定期维护、保养和校正,并有维护保养记录并存档。

（5）药品、耗材和物料应当按规定由医疗机构药学及有关部门统一采购，符合有关规定。

（6）PIVAS应当建立相关文书保管制度。

（7）PIVAS应当制定卫生管理制度、清洁消毒程序。

（8）制定废弃物处理管理制度，按废弃物性质分类收集，统一处理。

（9）具有医院信息系统的医疗机构，PIVAS应当建立用药医嘱电子信息系统，电子信息系统应当符合《电子病历基本规范（试行）》有关规定。

（10）药师在静脉用药调配工作中，应遵循安全、有效、经济的原则，参与临床静脉用药治疗，宣传合理用药，为医护人员和患者提供相关药物信息与咨询服务。如在临床使用时有特殊注意事项，药师应当向护士作书面说明。

六、质子泵抑制剂预防用药管理

（一）定义

质子泵抑制剂（proton pump inhibitors，PPI）是治疗消化性溃疡的一类药物，它通过高效快速抑制胃酸分泌和清除幽门螺杆菌而达到快速治愈溃疡的目的。代表性药物：奥美拉唑、兰索拉唑、泮托拉唑、雷贝拉唑和埃索美拉唑。临床上PPI预防用药主要用于严重创伤及大手术术后等具有应激源的患者，其作用有待于临床论证。

（二）相关法规和规范

SFDA建议：①医务人员应充分重视PPI的安全性问题；②长期服用PPI的患者应注意可能的骨折风险，尤其是老年患者，要定期监测血镁水平，防止低镁血症的出现；③正在使用氯吡格雷类药品的患者应注意药物相互作用；④加强对PPI安全性的研究，完善药品说明书中不良反应和药品相互作用等信息，采取有效措施保障患者的用药安全。我国尚未有PPI的专项管理法规发布。

（三）安全管理

（1）严格掌握用药指征和用药疗程，病程记录中必须有使用注射用PPI的有关描述，并做胃肠监护。

（2）具有以下应激源的患者，可以预防使用质子泵抑制剂，疗程不超过7天。常见的应激源如下：重型颅脑外伤、严重烧伤、严重创伤及各种困难、复杂的大手术术后、全身严重感染、多脏器功能障碍综合征（MODS）和多脏器功能衰竭（MOF）、休克、心、肺、脑复苏术后、心脑血管意外以及严重心理应激（如精神创伤、过度紧张)等。

(3)一般手术术后(无术后禁食),不是预防应激性溃疡的高危因素,术后禁止预防性使用注射用质子泵抑制剂。如患者为有可能发生应激性溃疡的高危人群,可以预防使用质子泵抑制剂,疗程不超过 7 天。发生应激性溃疡高危人群如下:高龄(年龄≥65 岁)、重度黄疸、合并凝血机制障碍、脏器移植术后、长期应用免疫抑制剂与胃肠道外营养以及 1 年内有溃疡病史等。

(4)重大手术(Ⅲ级、Ⅳ级)手术前预防术后应激性溃疡时,不建议使用注射用 PPI。(对拟做重大手术的患者,估计术后有并发应激性溃疡者,可在围手术前一周内口服抑酸药或抗酸药,以提高胃内 pH)。在术后禁食患者肠内和肠外营养医嘱停止,经口进食能满足所需营养的情况下,禁止继续使用注射用质子泵抑制剂。术后使用质子泵抑制剂不得超过 7 天。

(5)一般肝病患者(无重度黄疸、无合并凝血机制障碍、无肝肾衰竭等),不是预防应激性溃疡的高危因素,禁止术后预防性使用注射用质子泵抑制剂。

(6)非大面积脑梗死患者,未禁食情况下,不是预防应激性溃疡的高危因素,禁止预防性使用注射用质子泵抑制剂;预防非甾体抗炎药相关性胃十二指肠溃疡,可同时应用口服质子泵抑制剂,禁止使用注射用质子泵抑制剂。

(7)质子泵抑制剂用于预防化疗所致化学性胃炎和上消化道症状。

(8)应激性溃疡已发生,按应激性溃疡并发消化道出血治疗。

(9)临床药师应抽查临床使用 PPI 的情况,及时纠正不合理使用 PPI。

七、中药注射剂用药管理

(一)定义

中药注射剂是指从药材中提取的有效物质制成的可供注入人体内,包括肌肉、穴位、静脉注射和静脉滴注使用的灭菌溶液或乳状液、混悬液以及供临用前配成溶液的无菌粉末或浓溶液等注入人体的制剂。

(二)相关法规和规范

《关于进一步加强中药注射剂生产和临床使用管理的通知》要求按照《中药注射剂临床使用基本原则》、药品说明书以及中药功能主治和禁忌证等,加强使用管理和临床监测。

(三)安全管理

医院管理和使用中药注射剂,应做好以下几点。

（1）引进中药注射剂应听取中西临床专家和中西药学专家意见，经医院药事委员会审核批准。

（2）定期组织专家审核重要注射剂等的临床使用报告，评价临床疗效与安全性，提出淘汰中药注射剂建议，供药事委员会决策。

（3）选用中药注射剂应严格掌握适应证，合理选择给药途径。能口服给药的，不选用注射给药；能肌内注射给药的，不选用静脉注射或静脉滴注给药。必须选用静脉注射或静脉滴注给药的应加强监测。

（4）中药注射剂一般应单独使用，如确需联合使用其他药品时，临床医师应与临床药师协商，谨慎考虑与中药注射剂的间隔时间以及药物相互作用等问题。

（5）对老人、儿童、肝肾功能异常患者等特殊人群和初次使用中药注射剂的患者应慎重使用，加强监测。对长期使用的在每疗程间要有一定的时间间隔。

（6）中药注射剂应当在医院内凭医师处方使用，一般不建议门诊患者带出院外使用，确需带出院外治疗时，应有主治医师处方，临床科室同意方可带出院外使用。

（7）加强用药监护，用药过程中，应密切观察用药反应，特别是开始30分钟。发现中药注射剂不良反应与药害事件，立即停药，采用积极救治措施救治患者，并按照规定报告；妥善保留相关药品、患者使用后的残存药液及输液器等，以备检验。发现可疑的群体中药注射剂不良反应和使用异常时，及时上报上级卫生行政主管部门。

八、血液制品用药管理

（一）定义

血液制品是指从人类血液提取的任何治疗物质，包括全血、血液成分和血浆源医药产品。作为药品临床应用的血液制品是指各种人血浆蛋白制品，包括人血清蛋白、人胎盘血清蛋白、静脉注射用人免疫球蛋白、肌内注射用人免疫球蛋白、组胺人免疫球蛋白、特异性免疫球蛋白、乙型肝炎、狂犬病、破伤风免疫球蛋白、人凝血因子Ⅷ、人凝血酶原复合物、人纤维蛋白原、抗人淋巴细胞免疫球蛋白等。

（二）相关法规和规范

《血液制品管理条例》指出国家卫生行政部门对全国的原料血浆的采集、供应和血液制品的生产、经营活动实施监督管理。《血液制品临床应用指导原则》是临床应用血液制品规范性文件。

(三)安全管理

(1)血液制品限用于有生命危险或需要改善生活质量而其他手段、方法不可替代的患者。应尽可能避免或减少输注血液制品,如治疗或预防血液成分的减少或丢失,应尽量选用血液制品替代物。根据患者的疾病状况,合理选择血液制剂。

(2)血液制品的贮存和运输应严格按照说明书要求。对热不稳定的血液制品,运输和存储都应有冷链管理,确保存储、运输的安全。

(3)临床使用血液制品应严格掌握适应证和禁忌证,特别是人血清蛋白等使用适应证。自费使用血液制品应告知患者或家属。

(4)加强血液制品的不良反应监测,对使用血液制剂进行有效的药物警戒。

(5)加强血液制品临床用药监督管理,加强"血液制剂临床使用指南""血液制剂临床使用管理办法"的学习,促进血液制品临床合理使用。

九、辅助用药管理

(一)定义

辅助用药是指有助于增加主要治疗药物的作用或通过影响主要治疗药物的吸收、作用机制、代谢以增加其疗效的药物;或有助于疾病或功能紊乱的预防和治疗的药品。常用于预防或者治疗肿瘤、肝病以及心脑血管等重大疾病的辅助治疗。辅助用药暂分为 10 类:增强组织代谢类、活血化瘀类、神经营养类、维生素类、电解质类、自由基清除剂、免疫调节剂、肠内外营养类药、肝病辅助治疗药、肿瘤辅助治疗药。

(二)安全管理

根据 2013 年国家卫计委等级医院评审指出的"辅助用药不能进入医院药物采购金额的前十名"的要求,为加强辅助用药临床应用管理,防止临床辅助用药的过度使用,建立规范的辅助用药临床合理使用管理机制,应做好以下几点。

1.管理组织

建立辅助用药临床应用管理小组,制订辅助用药合理使用的目标和要求,开展辅助用药合理使用相关知识培训,检查和评价辅助用药临床使用情况,提出临床应用中存在的问题以及定期公布全院辅助药品的使用情况。

2.辅助用药管理

(1)对医院现有辅助用药实行分类管理,根据药品在临床疗效、适应证是否明确、不良反应发生率以及药品价格等因素,将辅助用药分为Ⅰ、Ⅱ、Ⅲ类。Ⅰ类药品:疗效确切、适应证比较明确,价格相对低廉的品种;Ⅱ类药品:安全有效、价格稍高的品种,应适当控制使用;Ⅲ类药品:临床适应证广泛、药品价格昂贵者,应严格控制使用。

(2)建立辅助用药的处方权限管理,住院医师的处方权限为Ⅰ类药品,主治医师的处方权限为Ⅰ、Ⅱ类药品;正副主任医师的处方权限为Ⅰ、Ⅱ、Ⅲ类药品。越权开具辅助药品时,必须取得上级医师的会诊或同意。

(3)辅助用药的使用疗程和辅助用药联用应严格控制,一般不超过7天或两种及以上辅助用药联用。

(4)定期督查辅助用药临床应用情况,重点检查:无指征用药或超出说明书用药、配伍禁忌、输注浓度、疗程不当、越权限使用、联合用药(及联合中药注射剂)或疗程超过7天等。

(5)定期对医院辅助药品消耗及用药结构分析,对异常用量增长或不规范使用的辅助用药,采取有效措施,确保合理应用。

十、国家基本药物用药管理

(一)定义

国家基本药物是指由国家制定的《国家基本药物目录》中的药品。制定《国家基本药物目录》的目的是要在有限的资金资源下获得最大的合理的全民保健效益。基本药物是公认的医疗中的基本的药物,能满足临床基本和必要的需求,也是对公众健康产生最大影响的药物。

(二)相关法规和规范

为巩固完善基本药物制度,建立健全国家基本药物目录遴选调整管理机制,国家多部委联合发布了《国家基本药物目录管理办法》。根据规定,基本药物是适应我国基本医疗卫生需求,剂型适宜,价格合理,能够保障供应,公众可公平获得的药品。国家将基本药物全部纳入基本医疗保障药品目录,报销比例明显高于非基本药物。国家鼓励使用基本药物。

(三)安全管理

(1)定期对全院医务人员进行《国家基本药物临床应用指南》《国家基本药物处方集》和合理使用知识培训,促进基本药物的优先合理使用。

(2)做好基本药物目录的遴选、采购、配送工作,确保基本药物的安全使用。

(3)制订合适的基本药物使用比例,监控基本药物的使用情况,出台有效的政策或措施,鼓励临床医师合理使用基本药物。

(4)积极推行临床规范化诊疗和单病种治疗,严控不合理使用药物。

十一、抗肿瘤药物用药管理

(一)定义

抗肿瘤药物分为化疗药物和生物制剂。化疗药物根据作用机制分为干扰核酸生物合成的药物、直接影响 DNA 结构和功能的药物、干扰转录过程和阻止 RNA 合成的药物、抑制蛋白质合成与功能的药物、调节体内激素平衡的药物等。生物制剂主要分为细胞因子、单克隆抗体、细胞分化剂等。正确合理应用抗肿瘤药物,能够提高肿瘤患者生存率和生活质量,降低病死率、复发率和 ADR 发生率。

(二)相关法规和规范

《抗肿瘤药物应用指导原则》指出,医疗机构应建立健全各项管理制度,包括安全用药制度、安全管理措施和工作流程等,做好人员的防护和环境保护工作,以保证抗肿瘤药物安全有效地管理和使用。

(三)安全管理

1.分级管理

根据抗肿瘤药物特点、药品价格等因素,将抗肿瘤药物分为特殊管理药物、一般管理药物和临床试验用药物。

(1)特殊管理药物:具有下列特点之一的为特殊管理药物。药品本身或药品包装的安全性较低,一旦药品包装破损可能对人体造成严重损害;价格相对较高;储存条件特殊;可能发生严重不良反应的抗肿瘤药物。特殊管理药物应使用高危药品标识,病房和急诊药房均不得存放。

(2)一般管理药物:未纳入特殊管理和非临床试验用药物,属于一般管理药物。一般管理药物应使用高危药品标识。

(3)临床试验用药物:严格按照《药物临床试验质量管理规范》中试验用药品管理的有关规定执行。

2.使用管理

(1)药品调配:调配抗肿瘤药物须凭医师开具的处方或医嘱单,经药师审核后予以调配;并由药师复核药品,确认无误方可发放或配置。

（2）药品配置：静脉用抗肿瘤药物的配置应依据《静脉用药集中调配质量管理规范》进行静脉用抗肿瘤药物配置。

（3）用药复核：给患者使用抗肿瘤药物前必须核对患者信息、药品信息，并仔细检查药品的外观状况，确认无误后方可给药。特殊管理的抗肿瘤药物使用时必须由护师复核。

（4）用药过程：应严密观察用药过程，注意抗肿瘤药的保存条件、给药方式、输注速度、输注时间、渗漏情况等，以便及时处理用药意外。

（5）渗漏处理：应掌握抗肿瘤药物的相关不良反应及药液渗漏发生时的应急预案和处置办法。有较大刺激性的药物应采取深静脉给药方式。

（6）安全用药：在选择和使用抗肿瘤药物时，密切关注药品不良反应或可能的泄漏，使用时须具有相应的应急措施和抢救设备，必要时须医师在场。一旦发生意外应立即对症处理并及时上报，应注意与其他药物之间的配伍禁忌。

3.配置管理

静脉用抗肿瘤药物的配置应按照《静脉用药集中调配质量管理规范》，制订完善的静脉用抗肿瘤药物配置的防护措施和操作规程。抗肿瘤药物静脉用药应当实行集中调配与供应。相关专业技术人员，应经过专业知识、操作技能、配置流程及安全防护等培训，经考核合格后方可从事抗肿瘤药物的集中配置工作。配置成品应由专人传送到用药病区或部门，护理人员经核对后接收。应做到：①所有抗肿瘤药物都应在生物安全柜内操作；②所有配置和使用人员必须接受相关安全防护措施的培训；③配置好的抗肿瘤药物用专用"高危药品袋"包好，防止污染其他药品；④配置和使用人员应该根据情况选用一定的防护措施，配置人员穿防护服、带护目镜、口罩和乳胶手套，使用人员戴口罩、手套；⑤妊娠妇女或疑似妊娠的医务人员，应避免处理化疗药物；⑥定期轮换配置抗肿瘤药物的人员。

4.人员资质管理

应用抗肿瘤药物的临床医师须具有主治医师及以上专业技术职务任职资格和相应专业资质，并经过相应的专科培训且考核合格。特殊管理抗肿瘤药物中可能造成比较严重不良反应的药物，需由副主任医师以上开具处方。

（四）抗肿瘤药物应用的基本原则

1.权衡利弊，最大获益

用药前应充分掌握患者病情，进行严格的风险评估，权衡患者对抗肿瘤药物治疗的接受能力、对可能出现的毒副作用的耐受力和经济承受力，尽量规避风险,客观评估疗效。

2.目的明确,治疗有序

应针对患者肿瘤临床分期和身体耐受情况,进行有序治疗,并明确每个阶段的治疗目标。

3.医患沟通,知情同意

用药前务必与患者及其家属充分沟通,说明治疗目的、疗效、给药方法以及可能引起的毒副作用等,医患双方达成共识,并签署知情同意书。

4.治疗适度,规范合理

抗肿瘤药物治疗应行之有据,规范合理,依据业内公认的临床诊疗指南、规范或专家共识实施治疗,确保药物适量、疗程足够,不宜随意更改,避免治疗过度或治疗不足。

5.熟知病情,因人而异

应根据患者年龄、性别、种族以及肿瘤的病理类型、分期、耐受性、分子生物学特征、既往治疗情况、个人治疗意愿、经济承受能力等因素综合制订个体化的抗肿瘤药物治疗方案,并随患者病情变化及时调整。特殊年龄(新生儿、儿童、老年)及妊娠期、哺乳期妇女患者和有重要基础疾病的患者需使用抗肿瘤药物时,应充分考虑上述人群的特殊性,从严掌握适应证,制订合理可行的治疗方案。

6.不良反应,谨慎处理

必须参见说明书谨慎选择、合理应用抗肿瘤药物,充分认识并及时发现可能出现的毒副作用,施治前应有相应的救治预案,毒副作用一旦发生,应及时处理。

7.临床试验,积极鼓励

进行药物临床试验的机构须具有国家认可的相应资质,严格按《药物临床试验质量管理规范》要求进行。严禁因药物临床试验延误患者的有效治疗。

十二、糖皮质激素类药物用药管理

(一)定义

糖皮质激素又名肾上腺皮质激素,是由肾上腺皮质分泌的一类甾体激素,也可由化学方法人工合成,具有调节糖、脂肪和蛋白质的生物合成和代谢的作用和抗炎作用,可用于 SARS、败血症等治疗。

(二)相关法规和规范

《糖皮质激素临床应用指导原则》指出,糖皮质激素应主要用于严重疾病的抗炎、抗毒、抗休克和免疫抑制。应用糖皮质激素要非常谨慎,准确掌握治疗适

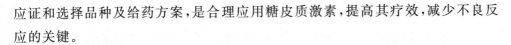

应证和选择品种及给药方案,是合理应用糖皮质激素,提高其疗效,减少不良反应的关键。

(三)安全管理

1.管理要求

(1)严格禁止没有适应证使用糖皮质激素,严禁将糖皮质激素用于单纯退热或止痛等。

(2)冲击疗法应由主治医师以上人员决定。

(3)长期糖皮质激素治疗方案,需由相应学科主治医师以上人员制订。先天性肾上腺皮质增生症的长程治疗方案制订、随访和剂量调整应由三级医院内分泌专业主治医师以上人员决定。

(4)紧急情况下可以越级使用糖皮质激素,但仅限于 3 天内用量,严格记录救治过程。

2.落实与督查

(1)应结合医院实际情况,制订"糖皮质激素类药物临床应用实施细则",健全医院促进、指导、监督糖皮质激素临床合理应用的管理制度。

(2)依据"指导原则"和"实施细则",定期进行监督检查,分析糖皮质激素使用情况,考核医务人员的糖皮质激素临床应用知识,纠正不合理用药。

第六章　医院设备物资管理

第一节　设备物资管理概述

一、设备物资管理的概念

设备物资管理是医院管理的一个重要环节,指根据国家有关政策、法规,遵循医院运行的规律,为满足医疗、教学、科研、管理的需求所进行的计划采购、仓储、分配、供应、维修、计量、处置等各项组织工作,具体工作包括组织领导、人员培训、计划审批、招标采购、物流运输、验收入库、保管发放、统计核算、质量控制、综合利用、报废处置等。随着公立医院综合改革的不断深化,医院在进一步提高医疗、教学、科研、管理水平的同时将更加关注运营效率的提高,更注重提高医院设备物资的综合利用效率,来降低医院的运营成本,为患者提供安全、有效、方便、成本合理的医疗条件。

二、设备物资管理的管理原则

设备物资管理是按照资产属性,从对计划、采购、使用、处置进行的全过程管理。遵循以下原则。

(1)先批准后采购原则。

(2)采购与保管(验收)分开的原则。

(3)账实相符原则。

(4)及时供应,效益优先的原则。

(5)院内调剂优先,杜绝被购置。

(6)库存一定基数,保证临床需求。

第二节　物资与物流管理

医院物资与物流管理应按照应急、分类、统一和节约的原则进行管理,其基本任务是保障医院正常运转,保证医院的物资有效的流转过程。

物资管理流程包括计划审批、采购管理、供应商管理和物流管理、库房管理、请领管理、使用管理、报废处理等,设备物资从购入到使用到报废全过程,管理部门应当实行跟踪管理,以确保国有资产保值增值。

一、采购管理

(一)采购的基本要求

采购的根本任务是购置满足医院运行所需的各种物资,保证院内供应;其次就是保证质量、控制成本;再则要掌握市场信息、进行供应链和供应商管理,进行采购评价。

(二)采购管理内容和模式

采购管理内容和模式如图 6-1 所示。

(三)采购方式

1.招标采购

招标采购也称无限竞争性招标,是一种由招标人按照法定程序,在一定公开媒介发布招标公告,所有符合条件的供应商或承包商都可以平等地参加投标竞争,从中选择中标者的招标方式。大宗物资应当采用招标采购。

2.竞争性谈判

竞争性谈判是指采购人或者采购代理机构邀请 3 家以上供应商就采购事宜进行谈判的方式。竞争性谈判采购特点:一是缩短采购准备期,使采购项目更快发挥作用;二是减少工作量,省去大量的开标投标工作,有利于提供工作效率,减少采购成本;三是供求双方能够进行更为灵活的谈判。其主要适合技术性较为复杂或者性质特殊不能规定详细规格或具体要求的设备物资,还可以应用于紧急需求采购。

3.合同采购

常规使用物资材料的采购,可选择信誉好的供应商,订立长期合同。这样不仅能保证供货质量、预定交货期,而且得到付款及价格等方面的优惠。

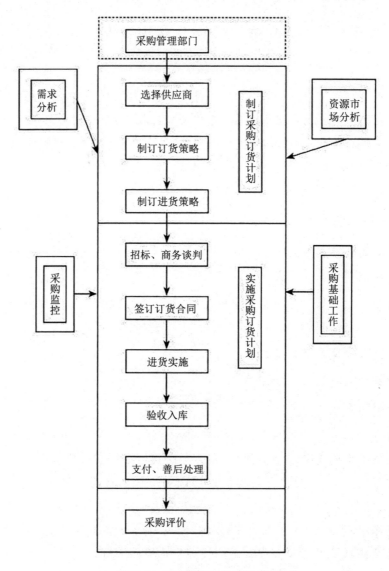

图 6-1 采购管理的内容和模式

4.最低价采购

为了用最低的价格采购最优质的材料,在价格确定前,采购员应当先调查市场行情。应有 3 家或以上供应商参与报价,并与供应商的价格档案比较核实,通过比较价格和质量,选择价格最低、质量最优的产品,同时考虑与供应商的长远合作关系和其他材料总体价格等因素,并与之协商使总体采购价格达到最低、最优水平。

（四）采购管理的规范化

建立和实施制度化的物资采购管理程序。物资采购管理程序主要包括以下几方面。

(1)明确采购管理责任。

(2)规定采购流程。

(3)规定采购审批权限。

(4)规定采购条件。

(5)建立稳定的供货渠道。

(6)明确内部采购分工。

二、库存管理

物资的库存管理是设备物资管理中的重要环节。库存物资是医院为保证医疗服务活动正常进行而储存的消耗性流动资产。医院应当制订物资库存管理规范，做到计划采购、保障供应，降低医疗成本，提高医院资金的使用效益。

（一）库存管理的目标

库存管理目标是以最合理的成本为用户提供所期望的服务。库存的全部成本不仅包括直接成本，如材料成本、员工工资、水电费等，还包括库存占用的资金成本和场地成本，库存管理就是要平衡库存成本与库存收益的关系，决定一个合适的库存水平，使库存占用的资金比投入其他领域的收益更高。

（二）物资的验收入库

入库物资应当按照验收制度验收。

1.物资验收公共标识

未检验的物资存放于"待验处"；验收合格的物资，要及时入库存放；验收不合格的物资，及时通知供应商作退货处理并在进行归因分析后记入供应商评价中。

2.一次性无菌医疗器械产品

要建立可追溯性记录，要按照进货批号建立具体的发放记录，以便对使用中发生的质量问题，能够及时追溯相关供应商的质量责任，保证科室及医院的利益不受损失。

3.仓库保管员对进库物品进行验收

根据采购单对物品进行数量验收和外包装质量验收。医疗器械要根据产品注册证进行验收,一次性医疗器械的验收要对卫生许可证有效期进行检查。物资验收合格后,填写《物品入库验收单》并由保管员和质量管理员签署记录。

(三)库存量的确定

医院物资库存量应当既要保证医疗需要,又要防止积压,影响资金周转。库存物资的存量要适中,储备要适宜、适用,库存物资管理要做到安全、完整。物资库存量的确定关键在于物资的需求量和储备量,根据物资的需求量和储备量计算出适当的库存量。

(四)库存物资的盘点

物资管理部门要定期对所有库存物资组织全面清查盘点,对清查出的积压、已毁损或需报废的库存物资应查明原因,组织相应的技术鉴定,提出处理意见,经主管部门批准后按国家有关规定处理。特别是对外借的物资,要查明原因,或收回或作价转让,对委托代管的物资要归入单位物资总账中。库存物资的清查与盘点是材料管理的重要环节,应保证账物相符。

三、供应管理

(一)正确编制用料计划、控制消耗

物资用料计划的制订主体包括两级:一是由医院各科室负责人根据科室需要签字报给物资管理部门的使用计划;二是由物资管理人员根据科室申领计划分类归纳累计后,经有关部门审核批准的购入计划。各部门的用料计划是组织材料供应的依据,消耗定额则是编制用料计划的基础。根据每月情况编制用料计划:有消耗定额的,可根据产品生产计划按材料消耗定额计算;没有消耗定额的,可根据上期实际消耗数额,考虑计划期有关因素的可能变化加以确定。

(二)物资申领

申请科室根据实际需求在系统中点选所需申领的物资,明确规格、数量、生产厂家等信息。物资管理部门根据申领科室提供的信息进行配货,定时、定期送达使用科室。医院物资领用主要采用网上申领系统。

(三)物资配送的实施

配送环节包括货物的品种、规格、数量、送达时间要求等确认,配送物资存储、分拣、配货等活动。配送的方式可采用定时、定量、即时、看板供货等,依据需求量及需求方式而定。备货:按照一定时期内配送活动要求和货源到货周期科学确定备货基数,一般以 2～3 个配送周期为妥,按照先进先出的原则出库。理

货是指作业人员按照配货单所列的品种、规格、数量将所需要的物资装入集货箱内,然后集中码放。独立配送模式是由一个配送主体独立完成一类物资(如医用耗材)的配送活动,其组织体系较为专业和简单,而共同配送模式是为了提高物流效率,以几个配送中心经整合后共同进行配送的形式,也可建立共同的储备区,分别理货,共同配送,但是就目前而言,由于受专业知识的限制,医院一般采用独立配送模式,与一般配送概念有区别的是,一般配送出去的物资与储备物资不发生关联,而医院内各病区尚未用完的物资仍应视作储备的组成部分,因此,在一个合理的时间间隔内,正确地反馈各病区的物资储备是必需的。

四、物流管理

医院的物流管理是在借鉴了国内外成功经验后,对物流组织进行改革,实行组织一体化的物流管理模式,即建立一个独立的直线运作单元,使其在权利和责任方面能让物流的各项功能在一个总的系统框架内完成,做到统一管理,统一行动,从而达到降低物流成本,全方位的提高服务水平。

(一)设立组织机构

成立医院物流供应中心,也就是所有的物资采购、供应和库管都由该部门完成,其主要工作是计划和协调。计划工作主要是建立在对产品的了解和市场预测、订货的程序、库存状况、科室的动态需求等方面,把这些工作集中在一个部门完成,既方便了科室也使物流的沟通协调工作能够有效地完成。医院物流供应中心计划人员要重点关注医院的长期物流战略定位,物流的成本控制,并对物流系统的质量改进和重组负责。协调人员要将注意力集中在物流服务绩效的考评上,减少差错的发生,提高物流质量,并为医院领导决策提供准确的信息。

(二)建立有效的医院物流信息系统

物流信息系统是围绕着货物的流动进行运行的数据系统,即在网络中通过各种数据功能的支持,保证货物在流动的同时,信息也能快速交互并准确的流动,使得物流业务数据在各环节和各个部门之间共享,以此达到物流在不同环节的协调和无缝连接。对医院的物流信息系统来说也就是建立科室、采购、库房、财务等多个部门的信息系统,科室在信息系统中提交需求计划到库房,库房根据科室的需求量发货,并制订货物需求量提交采购,同时科室还可以通过信息系统及时查到每个患者使用物资的具体情况,时时跟踪物资的使用流向,全部过程都能通过院内的信息化系统来实现,使整个物流公开透明,从而达到统一管理、安全使用、专业服务、支出透明、减少物流过程中因信息和沟通不畅而造成的时间和资源的浪费。

（三）第三方配送模式

第三方配送是指企业动态地配置自身和其他企业的功能和服务，利用外部的资源为企业内部的生产经营服务；将网络服务外包引入物流管理领域，就产生了第三方物流的概念。所谓第三方物流是指生产经营企业为集中精力搞好主业，把原来属于自己处理的物流活动，以合同方式委托给专业物流服务企业，同时通过信息系统与物流企业保持密切联系，以达到对物流全程管理和控制的一种物流运作与管理方式。对医院而言，物流管理可以通过全部或者部分引入第三方配送的模式来完成。

（四）医院物流管理的发展趋势

物流管理的主体是药品、医用耗材、办公用品等大宗物资，其资金用量占医院年收入的 50％～60％，是医院最主要的成本支出，其重要性对于任何医院而言均是不言而喻的。医院物流的实现方式可有多种选择，不一定拘泥于一种模式，可在现有条件下从易到难，循序渐进。一般情况下，如果医院的信息网络运行较健全的话，实行网络申领，按需配送，有效监控，合理储备的物流方式是可行的。

第三节　医疗设备管理

医疗设备是医学科学技术发展的重要支撑条件，是卫生事业现代化程度的重要标志。医疗设备管理就是用现代管理理论、管理技术和方法，以安全有效为起点，以质量管理为核心，与临床紧密结合，强化技术管理和应用管理于医疗设备全寿命的整个过程，使其达到高效、低耗、发挥最佳效益的总体目标。它是技术管理和经济管理相结合的全面动态管理。

一、医疗设备的全过程管理

（一）建立医疗设备管理的组织机构

医疗设备具有技术先进、使用周期长、价格昂贵、间接成本多、管理难度大等特点，为加强医疗设备的科学规范管理，从医、教、研、管各方面论证设备购置的必要性,提高设备购置项目审核的科学性和全面性,医院应成立"医疗设备管理委员会"。委员会建议由院长、业务院长担任组长,医务、科教、护理、门诊、急诊、财务、后勤、医疗设备等管理部门的第一负责人为组员,办公室常设于医疗设备管理部门。

委员会职责是根据医院财务情况与医院发展计划,每年度年初对各科室提交的医疗设备申请报告进行初步审核,综合评估设备引进后对医疗、教学、科研、管理的促进作用,现有人员的技术水平、安装场地、配套设施,市场需求、物价收费、社保报销、运行成本,以及设备使用后将产生的社会效益和经济效益等方面进行综合评估,审核年度设备采购计划与预算,提交医院领导审批,并报职工代表大会通过;在有急需新增项目和年度计划调整时,对新增项目进行论证提出审核意见;对同意购置项目确认考核目标,并负责协调医疗设备购置后实际使用情况的全方面考核;对医院在用医疗设备的应用质量进行监督,组织对不良事件进行调查和报告的整理。

医疗设备管理部门负责设备的日常运作与管理,对全院的医疗设备管理,建立以块为主结合条线的医疗设备管理网络进行一体化分工管理,对医疗设备购置项目前期论证、招标采购、安装验收、日常维护保养、使用效率、报废报损等进行全过程管理。

(二)实现医疗设备的全程闭环管理

1.技术评价

技术评价包括设备性能参数、先进性、可靠性、设备成本、备品备件、维护成本、使用寿命、效益效率。

2.需求评价

需求评价包括临床的需求、有无同类产品、功能和使用率、科室操作人员的技术能力、费用支出、房屋配套条件、环保排污等影响、效益目标等。

3.优先次序评价

优先次序评价包括资金来源、需求数量、机构的优先次序。

4.资金来源

资金来源包括社会捐赠、私人捐赠、上级拨付专项经费、供应商投放、科研经费、行政支出等。

5.购置过程

购置过程包括规格性能、技术;临床评审和验收;财产清册及设备档案。

6.维护维修程序

维护维修程序包括安全与性能保障、定期检查、维修与校准、排故维修、维修登记制度等。

7.临床应用

临床应用包括效能、准确性、安全性、设备的选择与正确使用。

8.操作与培训

操作与培训包括临床工作人员、技术工作人员、管理工作人员。

9.程序的制订

程序的制订包括审批程序、采购程序、验收程序、财产入账程序、报废报损程序、设备档案控制程序等。

10.技术转移

技术转移包括对医疗需要的反应,现代技术与管理的概念应用,概念转为现实。

二、申请与审批

(一)计划审核

医院业务科室或部门根据医、教、研、管等工作的需求,填报年度设备申请计划表,申请表包含内容为:仪器设备名称、规格型号、国别厂名、数量、估计价格、经费来源、设备可靠程度和依据、安装地点及环境条件要求、操作人员技术力量、试剂和消耗材料耗损量估算、预期经济效益等,交管理部门调研汇总后,提交医院医疗设备管理委员会审核形成年度计划,由院领导班子批准,职代会通过。

大型医疗设备购置前需取得主管部门审批额度,因科研教育发展需要添置的医疗设备,由科教部门负责人审核同意,并签署经费来源后,需要再经论证后列入购置计划。

以赠送、合作、投放等方式引进的医疗设备,需按国家相关规定由厂家提供相关注册证等资料,经设备和相关职能管理部门审核后,再经分管领导批准后执行。

对于临床试用或验证的医疗设备,按照国家相关规定,厂家提供相关资料,经医疗管理部门和科研管理部门审核后,报分管领导批准,同时资料送设备管理部门备案。

(二)成本效益分析

对于新购医疗设备和大型设备需进行成本效益分析,包括初期投入的设备采购资金和附属配套设备资金、直接收益的组成(直接使用收费、直接收费耗品的收入)、直接成本的组成(非收费的设备易耗件的消费量、使用设备项目占用医技、护士、医师 3 类人员的工作量、耗电数、用水量、占用房屋面积、收费耗品成本价格及服务量），得出项目分析结果，包括设备收回投资成本年度、设备用至更新年限净现值、设备终期平均内部收益率进行综合决策。

三、采购与招标、合同与进口

(一)采购与招标

1.购置前

购置医疗设备前，供应商需根据《供应商提供信息资料一览表》的要求提供所需《医疗器械注册证》《医疗器械经营企业许可证》《医疗器械生产企业许可证》等证件复印件，加盖供应商单位公章。设备管理部门核实材料的真实性与有效性，不得购置无证和过期作废或伪劣的产品，严格把好质量关。

2.购置中

设备采购中，申请科室根据实际需要提供设备功能要求和性能指标，由设备管理部门进行采购。采购方式有以下 4 种，按照职能权限分别为直接询价采购、单一来源谈判采购、医院邀请招标采购、社会公开竞争招标。属于政府采购目录或集中采购招标范围的医疗设备应按规定委托公开招标采购（见图 6-2）。

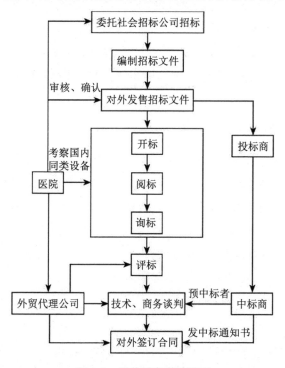

图 6-2 医疗设备采购流程

(二)合同与进口

招标程序完成后,及时签订合同,万元以上设备采购须由医院与供应商签订有关统一的合同或协议书,根据招标要求或与供应商谈判结果草签合同或协议书交院长审核后,正式签订有关合同或协议书,并由院财务处统一登记盖合同章。

贵重医疗设备采购合同或协议书中必须包含质量保证、售后服务、随机资料、技术培训、付款方式等项目的内容,并附设备配置清单、售后服务承诺、易耗品、备件的价格清单等相关资料。

属进口仪器设备,填写"机电产品进口申请表",报上级主管部门审批后,再委托相应的长期合作的外贸公司与外商联络,签定外贸委托书,由外贸公司与外商签订进口合同,办理相应的进关手续,以确保设备的安全性和合法性。

需要办理免税进关的项目,在项目开始时编写有关免税项目申请单,在取得有关部门的立项许可条件下,报所在地海关备案,取得相关的免税进关凭证,委托外贸公司代为办理进口免税报关事宜。所有免税设备5年内受海关监管,不得改变使用单位。

凡列入国家规定《出入境检验检疫机构实施检验检疫的进出境商品目录》的进口医疗设备需经商检,设备到货后,由医院或外贸公司通知商检局,由市商检局现场检查相关进口设备,与厂商工程师和用户共同验收。如发生缺漏或破损,与外商协调解决,必要时,由检验检疫局出具检验检疫证书,办理有关索赔或退货手续。

四、安装与验收、使用与管理

(一)设备安装与验收

购入的仪器设备必须严格按照验收程序进行,验收程序按设备类别分为大型设备和常规设备两种,不符合要求或质量有问题的应及时退货或换货索赔。

验收内容为核对单据、检查设备构成、附件、备件、说明书、外包装及外观、查对实物、运转试验、样品试验、检验性能。

大型设备到货后,将货物存放于科室或指定地点,进行外包装检查并填写医疗仪器设备安装验收记录单的相关部分,发现短缺、破损,做好确认记录,以便理赔。

常规设备到货后,首先进行数量、规格验收,合格收入库房;由设备管理人员、分管人员、厂商工程师及使用部门经办人员按产品要求或招投标要求进行数量验收及质量验收,填写医院常规医疗仪器设备安装验收单,做好现场记录并双方签字认可。大型设备安装验收由设备管理部门、厂商工程师及临床使用部门有关专家组成联合验收组,根据招投标的技术指标,逐条考核设备的技术指标和设备的功能组成,填写医院大型医疗仪器设备安装验收单。

对紧急或急救购置的不能按常规程序验收的设备,须由医疗设备管理部门负责人签字同意后,简化手续,先使用后补办有关验收程序。

对违反验收管理制度造成经济损失或医疗伤害事故的,应追究有关责任人的责任。

(二)使用与管理

设备安装完毕,验收交接后进入使用期,采用建立账、档、操作规程、制度等进行管理。

1.建账

医疗设备管理部门对固定资产、耗材分类建账,财务统一归口管理。

2.建档

对于仪器设备,建立设备档案,包括前期筹购资料:申请报告、论证表、订货需求、招投标文件、谈判记录、合同、验收记录、产品样本;仪器设备随机资料:使用和维修手册、保修卡、线路图、说明书及其他有关资料;管理资料:操作规程、维护保养制度、应用质量检测、计量、使用维修记录、调剂报废情况记载等。

3.制订操作规程和制度

医疗设备使用前必须制订操作规程,实行资质管理,不熟悉仪器性能和没有掌握操作规程者不得开机;对大型贵重设备建立使用登记制度,对开机情况、使用情况、出现的问题进行详细登记。

4.签定使用责任书

由使用部门负责人与医院签定使用责任书,内容明确责任的权利与义务,考核指标等。

5.确定科室设备管理目标

确保医疗仪器安全、有效运作,合理发挥效益,要达到或超过原申购时的预计效益项目,列入科室考核等。

五、保养维修、档案管理

(一)保养维修

医疗设备保养的目的是提高设备使用率和正常设备寿命;保养维修主要是

做好防尘、防潮、防蚀、定人保管、定期保养、定期校验、定点存放。

1.保养实行三级负责制

医疗设备的日常保养工作,包括清洁、润滑、紧固,检查外观、使用过程中是否正常、零部件是否完整等,由仪器保养人负责。一级保养工作包括普遍清洁、润滑、紧固,并进行内部清洁、润滑、局部解体检查和调整,光学零部件要擦拭,整机要通电,由保养人按计划进行;二级保养对仪器设备主体部分进行解体检查和调整,更换达到磨损限度的零件,为预防性修理,由保养人与维修人员共同进行。

2.医疗设备维修

医疗设备维修分为事后维修、预防维修、改善维修。设备管理部门负责医疗设备的预防性维修、保养工作,降低设备的故障率,对使用科室提出的设备维修申请,维修人员应及时给予解决,进行改善维修及维修预防;设备修复后,维修人员要做好相应的维修记录。对保修期内或购买保修合同的设备,要掌握其使用情况。一旦发生故障,及时与厂方(公司)联系。维修过程中,零件更换、修复情况都要记录在案,并检查保修合同的执行情况。

(二)档案管理

根据《中华人民共和国档案法》《城市建设档案管理条例》,结合医院的实际情况,按医疗设备的管理等级,建立医疗设备管理档案的范围,仪器设备档案是指外购设备所形成的各类文字、图表等文件材料。

1.仪器设备档案归档范围

价格在10万元以下的,归档材料为购置仪器设备的请购申请单、合同协议书、订货单、厂方的资质证明等材料、安装、调试、验收清单;价格在10万元以上(包括10万元)的,归档材料为购置仪器设备的请购申请单、可行性论证报告、请示及领导审批意见、招(投)标文件、开标记录、合同协议书、订货单、购货的发票复印件、开箱单、装箱单、产品合格证、使用操作说明书、维修说明书、保修单、安装报告、调试报告、测试报告、维修保养报告、检修报告等。购置设备的所有材料汇总至档案管理人员,档案管理人员对所形成的设备文件材料进行系统的整理立卷;设备文件材料的整理立卷应按来源分类(国产或进口),根据设备购置进程的自然规律进行组卷、排列、保持文件材料之间的有机联系,组成若干卷。

2.档案的移交

(1)档案管理人员将年度购置10万元以上的设备档案材料,于次年第一季度内归院档案部门并办理移交手续。对已报废的仪器设备及时联系,应将所存的档案按有关规定报主管领导批准后予以销毁。

(2)对于电子信息要保证信息管理系统的数据安全,定期备份数据。

(3)档案管理人员工作变动时,要按照程序办理档案移交手续。

3.设备档案的借阅

借阅档案必须办理借阅手续,用毕后立即归还;查阅档案时,严禁涂改、剪裁、撕毁档案或转借他人;凡要摘抄复制档案时,需经档案管理人员同意后施行;注意保守机密,未经允许,档案内容一律不得外露。

第四节 设备物资处置管理

一、处置概念

处置是指转移或者注销设备物资产权的行为。包括无偿调拨(划转)、对外捐赠。

二、管理原则

医院应当按照国家和地方关于国有资产处置管理的要求建立健全本院设备物资处置工作制度,明确设备物资的使用部门和管理部门、财务、审计、监察等相关部门的工作职责,规范审核流程和审批权限,并遵循公开、公正、公平和竞争、择优的原则,严格履行审批手续,未经批准不得擅自处置。

三、处置方式

处置设备物资的方式有无偿调拨(划转),对外捐赠,出售、出让、转让、置换,报废,报损等。

(一)无偿调拨(划转)

无偿调拨(划转)指医院与其他国有单位之间以无偿转让的方式变更设备物资所有权的行为。

(二)对外捐赠

对外捐赠指医院依照《中华人民共和国公益事业捐赠法》,自愿无偿将设备物资赠予合法受赠人的行为。

(三)出售、出让、转让

出售、出让、转让指医院变更设备物资所有权并取得相应收益的行为。

(四)置换

置换指医院与其他单位以设备物资为主进行的交换,其不涉及或只涉及少量用于补价的货币性资产。

(五)报废

报废指按有关规定或经有关部门、专家鉴定,对已不能继续使用的设备物资进行产权注销的行为。

(六)报损

报损指由于发生非正常损失等原因,按有关规定对设备物资损失进行产权注销的行为。

四、处置条件

医院拟处置的设备物资应当权属清晰。权属关系不明确或者存在权属纠纷的设备物资,须待权属界定明确后方能处置。如拟处置的设备物资设定过担保,应当符合《中华人民共和国担保法》《中华人民共和国物权法》等法律的有关规定。

五、处置对象

一是长期闲置不用、低效运转、超标准配置的设备物资;二是因单位撤销、合并、分立而移交的设备物资;三是隶属关系改变需上划、下拨的设备物资;四是因淘汰等不能继续使用的设备物资;五是产权变更的设备物资;六是盘亏的设备物资。有下列情形之一的,可以提前报废。

(1)设备有故障,无法修复或维修费用高于重置价格的。

(2)设备无故障,不足更新年限,但支持运转的关键耗材在市场上购买不到,经专业技术人员检测无法正常使用的。

(3)当地政府部门明令禁止使用的不达标设备物资。

六、审批权限

按照分级管理原则,设备物资处置的审批部门有财政部门、主管部门、医院和无偿调拨(划转)。

(一)财政部门

医院一次性处置单位价值或批量价值(账面原值)在规定数额以上的设备物资,需经主管部门审核后报财政部门审批。

(二)主管部门

医院一次性处置单位价值或批量价值(账面原值)在规定数额以下的设备物资,需由财政部门授权主管部门审批。主管部门将审批结果在一定期限内报财政部门备案。

(三)医院

医院处置属于主管部门授权范围内的设备物资,由医院审批并报主管部门备案。

(四)无偿调拨(划转)

如设备物资接收方与医院同属一个主管部门,且设备物资价值在规定数额以下的,由主管部门审批,并将审批结果在一定期限内报财政部门备案;设备物资价值在规定数额以上的,则由财政部门审批。如设备物资接收方与医院不隶属于一个主管部门但系同一地域层级,由医院和设备物资接收方协调一致签署意向性协议后,分别报主管部门审核同意,再由医院的主管部门报财政部门审批,并附设备物资接收方主管部门同意无偿调拨(划转)的有关文件。如设备物资接收方与医院不在同一地域层级,由医院的主管部门报财政部门审批。

七、审批程序

(一)财政部门

财政部门审批程序:①医院在财政资产管理信息系统中填报《事业单位国有资产处置申请表》,同时附相关材料,以正式文件向上级主管部门申报。如按规定需要进行评估或者鉴证的,应委托具有相关资质的中介机构对设备物资进行评估或鉴证。②主管部门对医院申报处置材料的合规性、真实性等进行审核后,报财政部门审批。③财政部门对主管部门报送的设备物资处置事项进行审核批复。

(二)主管部门

主管部门审批程序:①医院填报《事业单位国有资产处置申请表》并附相关材料,以正式文件向主管部门申报。按规定需要进行评估或者鉴证的,应委托具有相关资质的中介机构对设备物资进行评估或鉴证。②上级主管部门对医院申报处置材料的合规性、真实性等进行审核后批复。③上级主管部门将审批结果在一定期限内报财政部门备案。

八、申报材料

尽管处置方式不同,但申报材料均应包括:申请文件;《事业单位国有资产处置申请表》;加盖医院公章的价值凭证(如购货发票或收据、工程决算副本等凭据)复印件;拟处置的设备物资清单,须列明名称、数量、规格、单价等;其他有关材料。

(一)无偿调拨(划转)另需材料

(1)因单位撤销、合并、分立而移交资产的,需提供撤销、合并、分立的批文。

(2)设备物资接收方是医院的下级时,需提供其主管部门和财政部门同意接收的相关文件。

(二)对外捐赠另需材料

(1)捐赠报告,说明捐赠事由、途径、方式、责任人、交接程序。

(2)捐赠事项对医院财务状况和业务活动影响的分析报告。

(3)医院决定捐赠事项的有关文件。

(三)出售、出让、转让另需材料

(1)加盖单位公章的医院同意出售、出让、转让的集体决议和会议纪要等相关文件复印件,如采用直接协议等交易方式的,须在其中列示并说明原因。

(2)出售、出让、转让方案,包括设备物资的基本情况,出售、出让、转让的原因、方式等。

(3)资产评估报告

(4)出售、出让、转让合同草案。

(四)置换另需材料

(1)双方单位拟置换的设备物资等非货币性资产的评估报告。

(2)对方单位拟用于置换设备物资的基本情况说明,包括是否已被设置为担保物等。

(3)双方草签的置换协议。

(4)加盖单位公章的对方单位的法人证书或营业执照的复印件。

(5)医院近期的财务报告。

(五)报废另需材料

(1)设备物资报废鉴证报告。

(2)因房屋拆除等原因所致的,须提交相关职能部门的房屋拆除批复文件、建设项目拆建立项文件、双方签定的房屋拆迁补偿协议。

(六)报损另需材料

(1)设备物资报损鉴证报告。

(2)加盖医院公章的能够证明盘亏、毁损以及非正常损失设备物资价值的有效凭证(如购货发票或收据、工程决算副本、记账凭证、固定资产卡片、盘点表等凭据)复印件。

(3)非正常损失责任事故的鉴定文件及对责任者的处理文件。

九、处置批复

财政、主管部门对医院设备物资的处置批复,或者医院上报设备物资处置备案文件,是安排医院有关资产配置预算项目的参考依据,也是医院处理设备物资、办理产权变动和进行账务处理的凭证。账务处理、调整相关会计账目应当按照现行医院财务和会计制度的有关规定执行。

十、实物处理

设备物资等实物处理应当坚持科学合理、规范高效、公开透明的原则,不得损害国家和相关各方的合法权益。

(一)公开处理

除法律法规另有规定的,医院对经批准处置的设备物资进行实物处理时,应采取招标、询价、拍卖等公开方式。

(二)绿色环保

处理设备物资应当与回收利用相结合,逐步建立循环利用机制。

(三)进场交易

医院出售、出让、转让设备物资,应当通过产权交易机构、协议方式以及国家法律、行政法规规定的其他方式进行,并严格控制在未经产权交易机构前,直接采用协议方式进行的交易。

(四)量多或价高者

医院出售、出让、转让、变卖设备物资数量较多或者价值较高的,应当通过拍卖等市场竞价方式公开处理。

(五)及时处理

医院对经批准处置的设备物资要及时进行实物处理。如出售、出让和转让的意向交易价格不足评估结果 90%的,应当按照规定权限报财政或主管部门重新确认后交易。

十一、处置收入

处置收入指在出售、出让、转让、置换、变卖设备物资过程中获得的收入,包括出售实物资产的收入、置换差价收入、报废报损残值变价收入、保险理赔收入等。

(一)系统填报

医院设备物资的处置收入,以一次处置对应一张收益登记表为原则,在资产管理信息系统中填报《事业单位国有资产收益登记表》。

(二)支出管理

医院设备物资的处置收入,在扣除相关税金、评估费、拍卖佣金等费用后,应按照规定上缴国库,纳入一般预算管理。医院因事业发展产生的资产配置需求,在编制部门预算时由财政部门根据有关资产配置标准及财力情况统筹安排。

第七章　医院经济管理

第一节　经济管理概述

一、医院经济管理的概念

医院经济管理是指医院按照财务、会计、审计等制度要求，对医院日常运营中的经济活动进行计划、制定预算、控制成本、监督、审计等项工作的过程；是根据医院的特点，按照医院发展的客观经济规律的要求，对医院的经济活动进行组织、计划、指挥、监督和调节，使其按照一定的方向、方式运行，以达到用尽可能少的劳动消耗和劳动占用取得尽可能大的社会效益和经济效益。其根本目的是不断提高医疗服务质量，提高医院的社会效益和经济效益，提供质优、高效、低耗的医疗卫生服务，以满足人民群众不断增长的医疗卫生保健需要。

医院经济管理是医院科学管理的重要组成部分，它与医院业务技术管理、行政管理等相辅相成，具有不可替代的作用。随着社会主义市场经济体制的改革和发展，医院必须遵循经济规律，加强经济管理，以最少的投入获得最佳产出，这样才有可能积累更多资金来用于医院建设和设备更新，激励医院职工和吸引优秀人才，才能有效提高医院的医疗服务质量和水平。医院实行经济管理，在目前主要是：①运用经济手段，促使医院合理地使用人力、物力、财力，组织好医疗、预防、教学、科研等各项工作，以取得较好的医疗效果和经济效果；②妥善处理国家、医院、职工个人三者利益关系，充分调动医院和职工的积极性；③建立健全科学的管理制度，如定额管理、经济核算、考核奖惩等制度，提高科学管理水平。

二、医院经济管理的原则

医院实行经济管理的根本目的在于不断提高医疗质量和服务能力，提高医院的社会效益和经济效益,提供质优、量多、高效、低耗的医疗卫生服务,以满足人民不断增长的医疗卫生保健需要,因此必须坚持以下原则。

(一)必须坚持正确的办院方向

医院是为了满足人民群众对医疗保健的需要而提供劳务、服务的,是国家实行一定福利的社会主义公益事业单位,它不以营利为目的。救死扶伤,实行革命的人道主义,全心全意为保障人民健康服务,是医院的根本宗旨。这一宗旨体现了我国医院的社会主义方向。经济管理是实现这一宗旨的重要手段,因此,经济管理中的一切方法、一切活动都必须服从这一宗旨,围绕这一宗旨来履行。必须防止片面追求经济收入的错误倾向,既要组织合理收入又要做到因病施治,合理检查,合理用药,尽可能减轻患者的痛苦和经济负担,争取最佳的医疗效果。否则,就会偏离正确的办院方向。

(二)必须坚持以患者为中心

加强医院经济管理,必须树立"以患者为中心"的思想。患者是医院服务的主要对象,医院经济管理不但要考虑增加医院自身的经济利益,而且要处处为患者着想,特别注意加强医疗服务收费管理,防止乱收费,防止增加患者不合理负担。只有坚持以患者为中心,把医院的社会效益放在更加突出的位置,医院经济管理才不会迷失方向,不会背离我国卫生保健服务的宗旨。

(三)必须遵循经济规律

实行经济管理,必须研究在医院经济活动中发生作用的经济规律,自觉地按经济规律办事,这些经济规律主要有以下几点。

1.社会主义基本经济规律

社会主义基本经济规律决定了医院一切经济活动的主要过程和主要方向。要求医院努力采用先进技术,进行科学管理,扩大服务范围和项目,提高工作效率和医疗质量,尽可能满足人民群众不断增长的医疗保健需要。

2.价值规律

价值规律是商品生产和商品交换的经济规律。这一规律要求医院实行经济核算和成本核算,劳动价值得到社会承认,劳动耗费实现合理补偿。

3.社会主义节约原则

社会主义节约原则要求医院对各项开支精打细算,努力降低消耗,少花钱多办事,以尽量少的消耗取得尽量大的效益。

4.物质利益原则

物质利益原则要求各种经济活动与物质利益相联系,使劳动者从物质利益上关心国家计划任务的完成;要求正确处理国家、集体、个人之间的物质利益关系,使三者得到兼顾。

5.按劳分配原则

按劳分配原则是社会主义个人消费分配原则,它要求多劳多得、少劳少得、不劳动者不得食。既反对绝对平均主义,也反对分配不公,差别很大。

(四)必须有利于促进医疗质量的提高

开展医院经济管理的最终目的是必须有利于提高医疗效果,有利于医疗质量的改善。因此,衡量医院经济管理的好坏,要看它是否有利于提高医疗效果,是否有利于改善医疗质量,而不能片面地以结余盈亏为尺度。在进行医院经济管理时,要在提高医疗服务质量的基础上,节约卫生资源。

第二节　经济管理的主要内容

一、计划管理和定额管理

实行计划管理和定额管理制度,是搞好医院经济管理的基础。为此,医院要在国家和地方政府的计划指导下,上下结合实行五定,即定任务、定床位、定人员编制、定业务技术指标、定经费补助,并制定相应的定额标准和管理制度。

(一)计划管理

医院计划管理是指医院在努力提高医疗服务质量、医院工作效率和不断满足社会人群对医疗保健需求的基础上,科学地编制计划,组织实施和检查评估,指导本单位各构成部分的全部医疗服务和经济活动,充分利用医院人力、物力和财力资源,为社会提供优质、高效、低耗和适量的医疗保健服务,提高社会效益、工作效益和经济效益。

由于医院具有技术性强、分工细的特点。因此,医院计划管理具有涉及面广,计划内容差别大,但相关性又强的特点。这一复杂性,对确定计划管理内容,划分计划内容带来一定困难。一般来说,医院应根据自己的管理基础,确定管理内容,管理基础好的,可管得细一点、深一点,计划内容范围可广一些、深一些。反之,线条则可粗一些。通常医院计划是按技术大类或按部门工作性质分类编制的。

医院计划的主要内容大致如下。

1.医疗业务计划

医疗业务计划是医院计划的中心计划。医疗业务计划规定医院在计划年度内所要完成的主要业务指标,包括医疗服务所要达到的数量和质量。它是编制其他计划的依据,是医院计划的核心。

2.医技服务计划

医技服务主要是指医疗技术部门为临床第一线提供的各项检查、检验,提供各项治疗手段。医技服务计划是医院计划的主要计划之一。根据医疗业务计划的规模和要求,编制医技服务计划,为医疗第一线提供服务,保证医疗业务计划的实施,它是医疗业务计划的辅助计划。广义的医疗业务计划包含医技服务计划。

3.设备维修更新计划

为了使医疗手段始终保持良好的技术状态,必须对医疗仪器设备进行必要的维护修理。其主要内容包括计划期内仪器设备的维护、保养和大修理的期限、工作量及备用配件的准备任务等。同时,为了使医院设备经常保持先进水平,还必须用工作效率高、性能好的新仪器设备,去更换已经陈旧、报废或虽可使用,但不能保证医疗质量,在经济上又极不合理的设备。这类设备维修及更新计划一般由设备科制订。

4.基建和零星土建计划

为改善医院建筑状况,对新建或改建装修项目,要根据基建技术管理程序,从医院业务特点出发全面考虑,综合规划,编制基本建设和零星基建计划。此计划一般由基建科或总务科编制。

5.后勤服务与物资供应计划

根据在计划期内为完成医疗业务计划、仪器设备更新维修计划等的需要,提供后勤服务及全部医用卫生材料、燃料、动力、外购件、配套件等的数量和供应来源、期限以及合理的储备量等,它从后勤保障及物力方面为完成医疗业务等计划提供保证。此计划由总务科负责编制。

6.劳动组合与人员工资计划

劳动组合与人员工资计划是医院综合计划中的重要组成部分。它为合理使

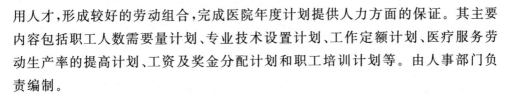

用人才,形成较好的劳动组合,完成医院年度计划提供人力方面的保证。其主要内容包括职工人数需要量计划、专业技术设置计划、工作定额计划、医疗服务劳动生产率的提高计划、工资及奖金分配计划和职工培训计划等。由人事部门负责编制。

7.财务计划

财务计划是医院一切货币收支的计划,反映医院全部经济活动所需要货币资金的来源和用途。其主要内容包括预算收入计划、预算支出计划、大修理大购置计划、专项资金计划、医疗成本计划和医院流动资金周转计划等。它以货币形式反映医院全部经济活动和财务成果,从财力方面保证医疗服务任务的完成。它由财务部门负责制定。

(二)定额管理

"五定"和各项定额的确定,应根据《医院工作条例》和《医院工作制度、医院工作人员职责试行草案》并参照《综合医院编制原则试行草案》等有关规定的要求,充分发动群众,根据各方面的条件进行科学的分析计算,实事求是,区别对待,做到既积极可靠,又留有余地,不搞"一刀切"。"五定"指标报上级卫生主管部门核定。

1.定任务

要根据医院的性质和历来承担的工作范围,以医疗为中心,并结合安排好卫生预防、医学教育、科学研究等各项业务工作,提出明确的要求。

2.定床位

要根据现有床位使用情况和房屋面积、技术力量、医疗设备等条件,确定床位数。床位数确定之后,如再增设床位,必须有相应的条件保证,并列入国家和地方发展医院床位年度计划,经上级卫生主管部门批准。为了保证正常医疗秩序,临时增加病床要有所控制。

3.定人员编制

要根据现有人数和医疗、预防、教学、科研等任务和床位设置,核定人员编制数。增加人员要列入国家大、中专毕业生分配、招工年度计划,并经过上级卫生部门批准。对超编人员,要逐步加以调整。凡是未经上级卫生部门批准的人员或医院不需要的人员,有关部门不得硬性分配,医院有权拒绝接收。

4.定业务技术指标

要根据医院的规模、任务和技术水平,参照医院近几年的实际情况和历史最高水平及本地区医院的平均先进水平,确定工作效率和质量指标。

5.定经费补助

国家对卫生部门、地方财政对地方卫生部门,应继续实行现行的补助办法。卫生主管部门对医院可实行"全额管理、定额补助、结余留用"的制度。补助定额的确定,要根据各类医院的不同情况,区别对待。要考虑医院的职工工资、补助工资、职工福利费等方面的实际需要,以及财力的可能,并注意保持稳定。补助的款额,可以根据实际病床数,也可以实行一部分按工资、一部分按床位或完成任务的数量和质量确定。如因任务调整、人员编制增减、国家规定的开支标准改变、调整物价,以及其他特殊原因,而影响医院收支较大时,主管部门对所属单位的补助经费可适当调整。

对患者欠费基金、大型设备购置、房屋大修专款,不包括在定额补助之内,每年根据财力可能专项安排。

退职退休人员经费,从第二年起按实际需要编列预算。

对经济管理工作搞得好,有结余的单位,不应减少补助,要鼓励它们加强经济管理的积极性。

二、医院财务管理

医院财务管理是通过货币形式,对医院资金筹集、分配、收回、循环周转情况的反映和监督。我国的医院是社会主义的公益性事业单位,它所拥有的一切财产、物资和货币,都是医院的资金。医院的房屋建筑、设备、器械、药品材料、货币资金,各有自己的存在形式和运动规律,又都以货币的形式存在于会计记录之中,这些资金的存在形式和运动,构成了医院财务的基础。医院的财务活动附于医院的业务活动之中。因此,我们可以说,医院财务管理是围绕医院资金活动的一切管理工作,是利用价值形式进行医院经营管理的一个重要方面。

医院进行经营活动,首先必须有资金。没有资金的运动,就没有医院的经营活动。医院要有房屋、设备这样的固定资金,也要有药品材料以及用来作为交换和交付手段的货币这样的流动资金。这些资金的筹集、使用、收回、补偿、管理就是医院财务管理的内容。就是说,医院资金运动的内容就是财务管理的内容。搞好医院财务管理,必须建立和健全科学的管理制度。正确执行医院会计制度和财务制度,实行定额管理,制订符合本单位实际的考核奖惩制度,从而提高医院的科学管理水平。根据卫生主管部门的有关规定和要求,医院应实行定任务、定人员、定业务技术指标、定床位、定经费补助的"五定"制度,逐步实现对医院的等级管理。

医院资金的运动比较复杂,一般来说有不断循环和周转的经营资金,有按规定提取的专项资金,有国家拨给的预算资金。近几年来、随着医院的不断发展与改革,医院资金构成的比例有变化,医院经营资金的比重有所上升,预算资金的比重有所下降,主要是近些年全国各地对原来极不合理的医疗收费标准做了适当调整。但是,在社会主义初级阶段,医院的发展主要靠国家经济的发展和国家预算资金的支持,这是由医院具有社会主义公益性的性质所决定的。医院财务管理的主要内容有以下几点。

(一)预算管理

医院是差额预算管理单位,国家对医院实行"全额管理,差额(定额、定项)补助,超支不补,结余留用"的预算管理办法。医院的各项收支均纳入预算管理。

医院根据事业计划和工作任务编制年度预算,以预算为依据,对医院各项业务活动进行管理和监督,这是促进医院完成事业计划和工作任务的一种管理办法,也叫计划管理。要以货币形式反映和监督医院各项任务的执行情况,对医院管理提供可靠的资料,对充分发挥医院资金的使用效益,促进各项任务的完成有着重要的作用。

1.医院预算编制的原则

(1)医院预算是国家预算的组成部分。医院根据国家的有关方针、政策,按照主管部门下达的事业计划指标、任务,本着收支平衡的原则,编制医院预算。

(2)医院在编制预算时,收入预算要参考上年预算执行情况和对预算年度的预测编制。支出预算要量入为出,要正确处理好需要与可能的关系,分别轻重缓急,把有限的资金安排到最重要的地方。

(3)要坚持勤俭办事业的原则,开源节流,增收节支,挖掘内部潜力,努力提高资金使用效果。

2.医院预算编制的内容

(1)医院收入预算的编制,应参考上年度实际收入水平,结合预算年度医院事业发展和工业任务计划,以及医疗收费标准等因素决定。

(2)医院支出预算的编制应本着既要保证医疗业务活动需要,又要合理节约的精神,根据预算年度事业发展计划、工作任务、人员编制、有关开支定额标准和物资供应计划及价格变化因素等情况计算编制。

(3)专用基金收支预算的编制。医院的专用基金包括一般修购基金、大型设备更新维护基金、事业发展基金、福利基金、职工奖励基金、院长基金等。应根据有关规定,按提取的比例、额度及专项用途编制预算。

3.医院年度决算的编制

医院应按下列要求,认真、及时、准确地编报年度决算。

(1)要认真总结医院预算安排及执行情况、财务管理及资金使用效果等方面的经验教训,并系统地整理、分析财会基础资料。

(2)医院在编报财务决算时,必须做好各项基础工作,做到账实、账证、账账相符。

(二)收入管理

医院是向患者提供医疗服务的卫生事业单位,必须按照收费标准收取医疗服务费用,用以补偿医疗服务消耗。医院的收入管理是指按计划按政策对各项收入进行反映和监督。医院收入主要为医疗收入、药品收入、制剂收入和预算补助等,这是医院收入的主要来源。此外还有超额医疗服务收入和业务医疗服务收入等。对这些收入必须加强管理,严格执行有关政策规定,在医院统一领导和组织下进行。

1.医院收入管理的原则

(1)要认真执行国家物价政策应收则收,应收不漏。

(2)医院要本着救死扶伤的精神,正确处理好治病和收费的关系。对危重患者在不影响抢救治疗的前提下,及时收取医疗费用。要及时结算住院患者的医疗费用。

(3)要坚持因病施治,合理用药、检查、治疗的原则,不断改善服务态度,提高医疗质量。

(4)要充分挖掘和利用现有人力、设备和技术条件的潜力,扩大医疗服务项目,增加业务收入。

(5)医院新开展的各项检查、治疗服务项目的规定,实行按成本(不含工资)收费。

2.医院收入管理内容

(1)为了切实加强门诊、住院的收费管理工作,医院要健全各项收费管理制度,积极合理地组织收入。

(2)要切实加强涉外医疗收费的管理工作。

(3)建立健全收入凭证的管理制度。

(4)凡是医院从医药部门购入的药品,其零售价格应按国家规定的加成率计算。

(5)医院为保障资金周转的需要,应建立住院患者预交金制度。

(6)医院开展的家庭病床、各种形式的承包责任制、业余医疗服务、横向医疗联合、咨询服务等所得收入,均纳入预算内管理,医院统一核算。

(7)要加强患者医疗欠费管理和催收工作,经核实无法收回的自费患者医疗欠费,在核定的医疗欠费基金中核销。

(三)支出管理

医院的支出管理是医疗业务活动正常开展所必需的物质保证。支出管理要根据国家的有关方针、政策和财政规章制度,按照主管部门核定的预算,本着少花钱、多办事、事办好的原则,合理安排使用。

1.医院支出管理的原则

(1)必须严格按照批难的预算和计划所规定的用途,建立健全必要的支出管理制度和手续,讲求资金使用效果。

(2)严格执行国家规定的财政、财务制度和开支标准及开支范围。

(3)各项资金的使用要划清资金渠道,分别列支。

(4)医院购置大型、贵重仪器设备和大型修缮,要事先进行可行性论证和专家评议,并提出两个以上方案,上报卫生主管部门审批后,专项安排支出预算。一般性购置和修缮,要经常进行,以保证医疗工作的需要。

(5)医院要积极开展科室核算和医疗成本测算工作,有条件的应进行成本核算。

2.支出管理的要求

(1)统一领导:医院的各项支出要在院长统一领导下,由财会部门统一安排、掌握使用。

(2)分级归口管理:医院根据批准的预算,分级归口由有关职能部门负责,按有关制度规定及定额标准,实行指标控制。各项支出报销凭证要由有关部门负责人签署意见,以资证明。

(3)医院各职能科室预算内的开支,要事先提出使用计划交财会部门审核后执行。涉及开支计划调整,在预算范围内的由财会部门审批;超预算或计划外开支,要由有关科室提出书面报告,交财会部门审核后,由院长审批执行。

(四)财产物资管理

医院的财产物资管理是完成医疗各项任务所必需的物质条件。随着医疗事业的不断发展,医院的财产物资不仅数量上不断增加,而且质量也显著提高。因此,加强医院财产物资管理,提高财产物资的使用效果,发挥其各自的最佳效能,就显得越来越重要。医院财产物资管理包括固定资产管理、低值易耗品管理、药品管理、卫生材料管理、其他材料管理和专项物资管理。

(五)货币资金管理

货币资金管理主要是指现金和银行存款的管理,还包括周转金管理、往来款管理、专项资金管理。它是医院开展业务活动必需的资金条件。加强货币资金管理必须严格划清资金渠道,认真贯彻国家金融政策法令,合理制订周转金定额,及时清理往来款项,防止资金积压浪费,做到合理调度资金,加速资金周转,提高资金使用效果。

1.银行(专项)存款管理

(1)医院银行(专项)存款要严格遵守银行的有关制度,接受银行的监督。

(2)医院的银行(专项)存款管理要做好如下工作:①银行(专项)存款的收支要在取得凭证后立即入账,并每天结出余额。②财会人员及时进行银行(专项)存款对账工作,定期编制银行(专项)存款调节表,并及时清理未达账项。③严格加强支票管理,不得签发空白、空头、远期支票,作废支票妥善保管和处理。④不许向外单位、个人转借账户或代存、代领现金。

2.现金管理

(1)医院收入现金要当日存入银行,不许坐支。库存现金不得超过规定限额,不得以白条抵现金。

(2)现金必须按规定的范围使用。凡超出现金支出限额的支出,必须通过银行划拨。

3.往来款的管理

(1)往来款项是待结算资金,医院要加强对往来款项的管理,及时处理债权、债务。

(2)对应收款项要及时收回,对长期呆账确认无法收回的,要经过清查,分清责任,经卫生主管部门核准后核销。个人不得挪借公款。

4.周转金管理

周转金是医院为维持正常业务活动而设置的具有专门用途,可以不断循环使用的资金,主要包括药品、材料和结算周转金等。

(1)药品、材料周转金的核定方法。一般以上年度最高两季度的药品、材料实际消耗金额为计算基础,求出每天消耗,再乘以规定的储备天数计算。储备天数的确定应根据前后两次供应间隔期,再加上一定的保险储备期计算。

(2)结算周转金的核定方法。一般根据上年的各类应收款和暂付款的每月

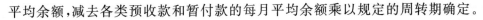

平均余额,减去各类预收款和暂付款的每月平均余额乘以规定的周转期确定。

5.专项资金管理

专项资金是指由国家拨入的专项补助款,由医院内部形成的专用基金,以及由其他方式取得的具有专门用途的资金。专项资金管理应遵循"专户储存、专款专用"的原则。

(六)财务分析与监督检查

医院的财务分析与监督检查是财务管理的重要组成部分。为了促进医院更好地完成各项工作任务,财会机构应统一负责,积极组织各有关部门对经济活动资料进行收集和分析。分析结果应及时反馈给医院领导和有关部门。

1.财务分析的主要内容

预算执行情况分析、收入、支出及资金运用情况分析等。通过财务分析反映医院业务活动和经济活动的效果。

2.财务分析指标

职工平均工作量指标;公务费占业务支出的比重;周转金周转次数;药品加成率;病床与人员之比,病床与门诊人次的比例;病床周转次数及使用率;患者平均经济负担水平;病床占用固定资产数;按床位计算的差额预算补助水平;大型仪器设备使用率等。

3.医院的财务分析

一般采用指标对比法、因素分析法等。财务监督、检查要以国家有关方针、政策和财政制度、财经纪律以及主管部门的有关规定为依据,实事求是,严肃认真地对单位财务收支、财产物资管理、各种专项资金的使用,以及医疗收费制度执行情况进行监督、检查。

三、药品经济管理

(一)药品经济管理的方法

为了改进和加强医疗单位药品经济管理,依据《医院财务管理办法》,应加强药品材料的管理。根据《关于改进医疗机构药品管理的通知》,对药品要实行"金额管理、重点统计、实耗实销"的管理办法,设专职或兼职的药品会计,并建立相应的管理制度,保证患者用药安全,防止损失浪费。药库和药房要分别管理。

1.金额管理

金额管理是药品经济管理改革的主要环节和主要内容,是按购进价或零售价进行金额核算,控制药品在医院流通的全过程。医院的药库、药房、各科室等单位药品的入库、出库、消耗、库存都要按价格(入库按购进批发价、出库按零售价)记载金额,进行金额核算。

2.重点统计

重点统计是指药房对各种毒、麻、剧、限及稀缺贵重药品的领退、销售、消耗、结存都必须按数量进行统计。具体统计的品种和范围,由上级主管卫生部门根据实际情况确定。

3.实耗实销

实耗实销是指药房必须根据实际销售、消耗的药品按金额列报支出,做到实耗实销、账物相符。这是加强药品经济管理所要达到的目的。其中,金额管理是中心环节,重点统计是保证金额管理的辅助环节,实耗实销是加强药品管理所要达到的核算目的。医院药品管理办法的改革,有利于增强药剂人员的责任心,加强经济管理,提高管理水平;有利于掌握药品的金额、数量以及实耗实销情况,做到心中有数;有利于防止药品的积压、变质、失效,减少损失浪费,堵塞漏洞,节约资金,保证医疗质量和医院合理收入,提高经济效益和社会效益。

(二)药品经济管理制度

医疗机构实行"金额管理、重点统计、实耗实销"的药品管理办法,必须建立相应的药品管理制度和核算办法。

1.确定药品储备定额

医疗单位在进行医疗服务过程中,对所使用的中、西药品,必须按品种在药库中保持一定的储备,以保证医疗业务的需要。储备药品需要有相应的资金,药品储备的多少,要有一个合理的储备定额。药品储备定额的确定,既要防止储备过少,影响防病治病工作,又要防止储备过多,占用资金,造成药品的呆滞、积压、变质、失效和浪费。药品的储备以保证医疗工作正常需要为目的,尤其是保证急症抢救的需要。医疗单位应根据近几年来药品的使用情况及今后的医疗任务,确定药品储备定额。药品的储备期一般不超过 3 个月。药品每天消耗量,以上年度最高两季度的药品实际消耗金额为计算基础(特殊情况除外)。根据《关于〈医院财务管理办法〉〈医院会计制度(试行)〉的补充规定》,药品周转金的计算公式为:

药品周转金=上年度药品平均每天消耗定额×计划储备天数×(1+计划年度医疗任务增减幅度%)

2.制定药品采购、验收、入库的管理制度

医疗单位采购药品,一定要有计划地进行。药库应同有关用药部门,在有关科室和医护人员的配合下,根据实际需要和库存情况,在核定的储备金额范围内,按月编制药品采购计划。药品采购计划的制订,一定要根据医疗业务的需要,确定需要采购药品的品种、数量、规模等,医药双方要互相配合,互通信息。防止由于医师不知道药房有什么药和药房不知道医师需要什么药,盲目采购,造成积压,浪费资金。

在采购药品时,要严格按计划进行,严格防止盲目进药和搭配药品,并要按质量逐一盘点,认真验收。在药品采购过程中,还要组织好运输,要注意节约运输费用,防止运输途中的损耗、丢失,尽可能就近就地采购。

药品入库时,药库保管员要根据"发货单"(副发票)按品名、规格、数量、质量、单价等逐一认真验收。如发现质量不合格或数量缺少,应及时查明原因,进行处理,验收合格的药品,由保管员在采购员填制的"药品验收单"上签名,以示验收合格。

3.规定药品保管、领用、消耗的具体办法

药品入库后,一定要保管好,防止积压、损耗、丢失、变质和失效等。为了保证医疗工作的顺利进行,确保用药安全,按国家规定,药库、药房应对毒药、剧药、限剧药和麻醉药品严加管理。一般均应将这些药品分别贮存在毒剧药柜内,由专人加锁保管,取用时要进行详细登记及检查核对。

在药品的保管工作中,对药品的上架、入柜、分装、补充等,都应仔细进行检查核对,发现有疑问时,要详细进行鉴别,有条件的要进行化学分析,决不能马虎从事,以免发生"错药"事故。对有失效期限的药品,要单独建立账卡保管,或在统一账卡上做出明显标记,在药品上也要有明显记号,标明失效日期,或专柜保存,以便查找。

在药品的保管工作中,药库、药房应按药品类别立户,分别建立"库存药品数量明细账"和"库存药品金额账"。同时,药品再放处还要按药品品名建立"药品进销存数量卡"。药品入库、出库时,药库记账员和保管员应及时记载账卡。

在医疗单位,从药库领出药品,主要是药房领取用于门诊和住院患者医疗方面的药品,此外,各科室还要直接领用一些专用药品,制剂室也需要领取供制剂用的原料药品,还有转让拨给其他单位的药品。一切从药库领用的药品在出库时,由药库保管员填制"药品材料调拨单",并经经领人清点无误后,在调拨单上签字盖章,以明责任。

制剂室向药库领取的药品将调拨给其他单位时,应凭"药品材料调拨单"做销售处理;各科室向药库领用的专用药品,在领用时,即可由药库凭"药品材料调

拨单"向会计部门报列业务支出;药房从药库领用的药品,由于药房需要经常保持一定的药品存量,因此,药品由药库调往药房属于药库药品的转移,不能在药房领用时作为业务支出,而应把它作为药品库存的一部分,等到一定时期(一般在每月月终)再根据药房药品实际消耗(按处方逐日统计数)进行账务处理。

在实行"金额管理、数量统计、实耗实销"的药品管理情况下,药库的药品应按批发价进行核算,药房药品应按零售价核算。药品从药库调往药房时,调拨单上必须填写药品名称、规格、数量、单价(零售价)、总价。相应地,药房除应建立"药品金额登记簿"以登记药品金额外,对于剧毒、麻醉、贵重、紧俏药品以及新药特药药品应有专人管理,实行"数量统计",并按药品品名立户,建立"药品数量登记簿"。

4.药房药品销售的处理

用于门诊和住院患者的药品,在销售时,药房要以药品的零售价在"处方笺"上划价,收款员收现金或记账后由药剂人员发药治疗。每天业务终了,药房应根据当日配方处方笺汇总装订,加记处方张数和金额。收款处收款员应将当日处方收费存根按"现金""银行""记账"汇总,编制业务收入日报表,药房与收款处两方核对相符后,填制处方封面相互签字盖章。

由于药房向药库领取的药品出库时不作业务支出,而是作为库存药品的转移,因此,月末要根据当月药品收入总额转销一次药品费,其办法是先根据库存金额和批零差金额求出药品综合差价率,再求出本月药品销售额中所合的成本金额,然后将本月药品收入总额减去本月药品收入中药品成本,得出实际的批零差价,药品收入成本作为药品费支出。

5.药库、药房药品的盘存和调价

药库、药房的库存药品应定期盘点,并根据盘点结果填写"药品盘存明细表"。如有盈亏,应查明原因,报请医院领导审批后,进行相应的财务处理。同时,还应当根据盘存情况,分别计算出药品损耗率,作为药库、药房管理工作的一项考核指标。

医疗单位药品发生调价时,应用药库、药房法规定执行日期的药品库存数量编制"药品调价单",经领导批准后送会计部门做账务处理。

6.药品的会计核算

根据原卫生部、财政部 1988 年颁发的《医院会计制度(试行)规定》,在医院会计核算上,医院会计应设置"药库药品""药房药品""药品进销差价"三个总账科目,药库药品按批发价或实际购进价计价,药房药品按零售价计价,药品管理部门设药品会计,对药品的增减情况进行核算和监督。正确计算每天处方销售额并与收款核对。

四、医疗设备经济管理

医疗设备经济管理是医院经济管理的重要组成部分,与医院的经营管理密切相关。医疗设备的经济管理包括前期投资预测分析(或称投资决策分析)、中期(使用期)成本-效益分析、后期报废残值回收和设备的更新。

(一)投资决策分析

医院在引进大型医用设备前,应充分利用财务管理资料及其他相关信息,对固定资产投资运用专门方法进行科学的计算和比较分析,预测设备的寿命周期和获利能力,权衡利弊,扬长避短,筛选出最优投资方案。

1.现值法

现值法是把不同时间内支付的费用一律折为现值,使其具有可比基准的一种方法。现值寿命周期费用最低的设备是总费用真正最低的设备。

计算公式:$P = S[1/(1+i)^n]$ 或 $S = P \times d$

式中:P——现值;S——n 时期后的费用;n——年数;i——利率或贴现率;d——现值系数。

2.内含报酬率法

若内含报酬率大于资金成本,则该方案可行;若内含报酬率小于资金成本,则该方案不可行。

内含报酬率要求:未来报酬总现值=原投资额的现值

各年现金净流量×年金现值系数=原投资额的现值

年金现值系数=原投资额的现值/各年现金净流量

然后在现值表中找出与上述年金现值系数相邻近的较大与较小的两个折现率,采用插值法计算出该项投资方案的内含报酬率近似值。

3.回收期法

计算公式:预期回收期=原投资额/(收益−经营费用)

要求所得回收期≤1/2,设备经济寿命为可取。

实际工作中,可以把上述 3 种方法综合起来加以运用。

(二)大型设备成本-效益分析

成本-效益分析也称为投资效益分析,是一种经济学评价指标,是系统分析各种方案的投入与产出,从而最优化地配置利用资源,保证资源利用的质量和效率的方法。

1.固定资产折旧

固定资产在使用过程中,因逐年磨损而转移到医疗成本中,从医疗收入中取得补偿的那部分价值,称为折旧。

(1)使用年限法(直线法)。

某项固定资产年折旧额=[原值-(预计残值-预计清理费)]/使用年限

月折旧额=年折旧率/12

年折旧率=固定资产折旧额/固定资产原值×100%

月折旧率=年折旧率/12

(2)加速折旧法。

余额递减折旧法:

$$折旧率=\sqrt[n]{预计残值/固定资产原值}\times100\%$$

年数总和折旧法:

固定资产使用$(1+2+3+4+5+\cdots+n)$年

折旧份数$=n(n+1)/2$

双倍余额递减法:先用直线法计算出折旧率,然后将折旧率加倍即为双倍余额递减法。

2.固定资产成本

医疗设备成本是指医院为保证该设备进行正常诊疗服务所消耗的物化劳动和活劳动的总和。成本内容如下。

(1)固定资产折旧费和大修理费。

(2)医用材料费(包括试剂、卫生材料)、低值易耗品消耗费。

(3)业务费(包括水电费、印刷品费、医疗杂支费等)。

(4)公务费(相关科室办公费等)。

(5)劳务费(相关人员的各项支出,包括工资、奖金、养老金、公积金、医疗保险各单位承担部分、其他补贴等)。

3.成本-效益分析方法

即成本·业务量·利润分析法。

计算公式:盈利或亏损=(单价-单位变动成本)×业务量-固定成本。

当盈利为零时,固定成本=(单价-单位变动成本)×业务量,这一点即为盈亏平衡点。

(三)残值回收

大型医用设备根据有关规定报废后,应由相关人员,包括院领导、设备管理人员、工程技术人员、资产评估人员、财会人员等,共同对该设备寿命周期内的费用进行总结,然后根据国家有关规定及医院本身的管理制度,最终确定设备的残值和清理费用,并做账务处理。

(四)设备更新

设备更新是指当原有设备经过多次损耗、修复,在技术上已不能再继续使用,或在经济上经过分析计算已不宜再继续使用时,医院购置新的同类设备或技术上、经济上更加完善的新设备来代替原有设备,以便维持和提高医疗质量与医疗服务能力。

我们通常所说的设备更新有两种情况,一种是原型更新,即简单更新,就是用结构相同的新设备去更换有形损耗严重而不能继续使用的旧设备。这种更新主要是解决设备的损坏问题,不具有更新技术的性质。

另一种设备更新,就是以结构更先进、技术更完善、效率更高、性能更好和原材料消耗更少的新型设备来代替那些技术上陈旧、遭到无形损耗、在经济上不宜继续使用的旧设备。通常所说的设备更新主要是指后一种更新,它是技术发展的基础。

参 考 文 献

[1] 朱胤,石泳钊,张英作.医院绩效管理[M].北京:清华大学出版社,2021.

[2] 杨思进.基层医院感染管理实用手册[M].成都:四川科学技术出版社,2018.

[3] 蒋飞.现代医院管理精要[M].北京:科学技术文献出版社,2019.

[4] 糜琛蓉,倪语星,朱仁义.医院感染防控与管理实训[M].北京:科学出版
    社,2020.

[5] 郭启勇.现代医院管理新论[M].北京:人民卫生出版社,2018.

[6] 汪媛媛,王思齐,陈乐.新时期医院档案管理与发展研究[M].秦皇岛:燕山大
    学出版社,2020.

[7] 田绪荣.现代医院管理[M].北京:科学技术文献出版社,2018.

[8] 王霜.现代医院管理制度研究[M].秦皇岛:燕山大学出版社,2019.

[9] 钱庆文.医院财务管理[M].北京:中国对外翻译出版公司,2021.

[10] 庄建民.医院管理新思维[M].北京:人民卫生出版社,2020.

[11] 莫求,王永莲.医院行政管理[M].上海:上海交通大学出版社,2019.

[12] 韦铁民.医院精细化管理实践[M].北京:中国医药科技出版社,2021.

[13] 李连成,莫大鹏,付应明.现代医院管理制度全集[M].北京:中国言实出版
     社,2020.

[14] 王成增,张建功.现代医院管理理论与实务[M].北京:科学出版社,2018.

[15] 邹妮,孙喆.医院感染管理[M].上海:上海世界图书出版公司,2019.

[16] 郑艳华.现代医院管理[M].北京:科学技术文献出版社,2020.

[17] 徐冉.精编现代化医院管理[M].上海:上海交通大学出版社,2018.

[18] 吴兆玉,陈绍成.实用医院医疗管理规范[M].成都:四川科学技术出版
     社,2019.

[19] 郭蔚蔚.实用医院经济与管理[M].天津:天津科学技术出版社,2018.

[20] 李亚军.现代医院管理制度[M].西安:世界图书出版西安有限公司,2020.

[21] 孙良仁.现代医院管理实践[M].北京:科学技术文献出版社,2019.

[22] 吕峰,杨宏,高云英.医院信息管理理论研究[M].成都:电子科技大学出版社,2018.

[23] 陈立华.现代医院财务管理研究[M].北京:现代出版社,2018.

[24] 沈红玲.现代医院管理理论与实践[M].北京:科学技术文献出版社,2020.

[25] 马静.实用医院管理[M].汕头:汕头大学出版社,2019.

[26] 张硕.新时代医院管理模式创新探索[M].北京:九州出版社,2020.

[27] 莫言娟.现代医院管理与医院经济运行[M].天津:天津科学技术出版社,2020.

[28] 胡光云.新编医院管理实务[M].昆明:云南科技出版社,2019.

[29] 王晓锋.现代医院管理模式与实用操作[M].北京:科学技术文献出版社,2020.

[30] 李爱军.医院医疗设备管理与维护[M].长春:吉林大学出版社,2018.

[31] 兰芳.现代医院财务管理研究[M].延吉:延边大学出版社,2020.

[32] 刘新奎.医院统计与DRG应用[M].郑州:河南科学技术出版社,2021.

[33] 杨继红.现代医院管理概要[M].上海:上海交通大学出版社,2019.

[34] 陈英博.现代医院财务管理探索[M].北京:现代出版社,2020.

[35] 张再英.探讨精细化管理在病案室病案管理中的应用[J].临床医药文献电子杂志,2020,7(53):180.

[36] 梁莘.规范住院病案首页信息管理与质量控制对DRGs分组的作用[J].心电图杂志,2020,9(1):139-140.

[37] 徐琪.医院会计核算与成本核算的一体化[J].经济技术协作信息,2021(3):53.

[38] 邢玉,刘逸,张丽英.新形势下医院档案管理工作的思考[J].当代医学,2021,27(1):105-106.

[39] 刘俊生.加强与完善医院财务管理的途径[J].商业文化,2020(34):52-53.

[40] 陈家驹,刘谦,羊海锋,等.基于医院财务管理的综合智慧对账平台建设探讨[J].中国医疗设备,2021,36(9):118-121.